山东第一医科大学第一附属医院医联体疼痛诊疗丛书

总主编 刘方铭

疼痛护理典型病例

主 编 钱俊英 任秀红 张瑞珍 张灿玲 张明明

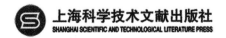

上海科学技术文献出版社
SHANGHAI SCIENTIFIC AND TECHNOLOGICAL LITERATURE PRESS

图书在版编目（CIP）数据

疼痛护理典型病例/钱俊英等主编 . —上海：上
海科学技术文献出版社，2021
（山东第一医科大学第一附属医院医联体疼痛诊疗丛
书／刘方铭主编）
ISBN 978-7-5439-8328-1

Ⅰ . ①疼… Ⅱ . ①钱… Ⅲ . ①疼痛—护理学 Ⅳ .
①R473

中国版本图书馆 CIP 数据核字（2021）第 081640 号

策划编辑：张 树
责任编辑：应丽春
封面设计：李 楠

疼痛护理典型病例

TENGTONG HULI DIANXING BINGLI

主编 钱俊英 任秀红 张瑞珍 张灿玲 张明明
出版发行：上海科学技术文献出版社
地 址：上海市长乐路 746 号
邮政编码：200040
经 销：全国新华书店
印 刷：三河市嵩川印刷有限公司
开 本：787mm×1092mm 1/16
印 张：11
版 次：2021 年 6 月第 1 版 2021 年 6 月第 1 次印刷
书 号：ISBN 978-7-5439-8328-1
定 价：119.00 元
http://www.sstlp.com

山东第一医科大学第一附属医院 医联体疼痛诊疗丛书

总主编

刘方铭

疼痛护理典型病例

编委会

主　编

钱俊英　任秀红　张瑞珍
张灿玲　张明明

副主编

李　莉　杨金苹　王　静
王　娜　秦　松
单　娃　赵承燕

编　委

（按姓氏笔画排序）

邓　娜　刘　婕　刘东旭
孙　茜　张　萌　张姗姗
张素素　林丹丹　赵燕茹
段义军　魏洪莉

前　言

本书汇集了山东第一医科大学第一附属医院近年来收治的疼痛护理典型病例，病例分别从一般资料、治疗经过、临床护理进行介绍，思路清晰、明了，对于疼痛的不同治疗方法的护理技术进行了详细的介绍。

病例征集来源于山东第一医科大学第一附属医院，每一个病例都附有作者成功护理的经验或护理过程中的注意事项。我们组织编写这本书的目的就是通过对每一个疼痛治疗典型病例的护理过程进行记录，进而展开分析、总结，让读者熟悉疼痛病例的护理思路，同时认识疼痛护理的具体方法及经验，即通过每一例典型或疑难病例的疼痛治疗实施，学到一点或几点疼痛护理的要点，从而帮助疼痛科护理人员系统、快速地掌握疼痛护理的具体方法。

本书共精选 30 个病例，其特点和亮点就是每一个病例的护理措施。本书实用性强，是一本很好的临床医学辅助教材，特别推荐给规培医师、研究生、进修医师、广大住院医师及疼痛科护理人员阅读。

本书病例的编写过程难免有不足，书中存在的不妥之处和纰漏，敬请读者和同道批评指正。

编　者

2020 年 7 月 31 日

目 录

病例 1 背根神经节感觉根射频温控热凝术治疗"胸背胁肋部疼痛"患者的护理

一、一般资料

患者王××，女，62岁。

主诉：左侧胸背胁肋部疼痛10个月余。

现病史：患者10个月前无明显诱因出现胸背部轻微疼痛，无灼热感，无痛觉过敏，4天后疼痛部位上出现簇集样的丘疹、水疱，伴有疼痛加剧，疼痛性质为阵发性跳痛及针刺样疼痛，且痛觉过敏，触碰时有灼痛感，严重时会影响夜间睡眠。随后到当地医院诊治，诊断为"带状疱疹"，给予静脉滴注及外敷药物及止痛药物(具体不详)，皮下药物注射及刺血拔罐治疗，皮疹逐渐消退，但患处疼痛加重，呈持续性、灼热痛，下午及夜间剧烈，严重时持续1个小时，活动及局部碰触诱发疼痛，晨起、休息后疼痛减轻，寒热刺激不明显，无发热、寒战，无肌肉酸痛、关节痛等其他特殊不适。今为求进一步系统治疗，来我院就诊，门诊以"带状疱疹后神经痛"收入院。

既往史：否认高血压、糖尿病、冠心病等病史，否认肝炎、结核等传染病史，无其他重大手术、外伤史，无输血史，未发现药物及食物过敏史，预防接种随当地。

体格检查：T：36.7℃，P：56次/分，R：16次/分，BP：136/71mmHg。

患者老年女性，发育正常，营养中等，神志清楚，自主体位，检查合作。全身皮肤无黄染、无淤点、无出血点。全身浅表淋巴结未触及肿大。头颅发育正常，毛发分布均匀，眼睑无水肿，结膜无充血，巩膜无黄染，双侧瞳孔等大等圆，对光反射及调节反射存在，耳、鼻无异常，口唇无发绀，咽部无充血，扁桃体无肿大。颈软，无抵抗，颈静脉无怒张，气管居中，甲状腺无肿大。胸廓对称无畸形，双侧乳房对称，未触及明显包块。双肺呼吸音清晰，未闻及干、湿性啰音。心前区无隆起及凹陷，心界无扩大，心率56次/分，节律规整，各瓣膜听诊区无闻及病理性杂音。腹部平坦，腹软，无压痛，无反跳痛。肝、脾肋下未触及，Murphy's征阴性，肝、肾区无叩痛，肠鸣音无亢进，移动性浊音阴性。脊柱无畸形，四肢无畸形，双下肢无水肿。双下肢足背动脉搏动正常。肱二头肌反射正常，膝腱反射正常，腹壁反射正常。巴氏征阴性，布氏征阴性。

专科查体：双侧胸廓外形正常，左侧背部自胸 8～10 水平向前腹部呈带状区域内有散在色素沉着，局部轻触痛，肚脐左侧及背部压痛明显，呈椭圆形，局部皮肤无皮损、无糜烂、无渗出，局部皮肤感觉无减退，余未见明显异常。NRS 评分为 6 分。

辅助化验检查结果：

化验结果：红细胞沉降率（血沉）（2019 年 10 月 22 日）：22mm/h，血常规、凝血常规、C‐反应蛋白未见明显异常。胸片及心电图未见明显异常。

诊断：带状疱疹后神经痛。

二、治疗经过

1. 疼痛科护理常规，Ⅱ级护理，普通饮食，医嘱留陪床人，疼痛综合评估，静脉血栓栓塞风险评估。

2. 完善各项辅助检查，行入院五项、心电图、胸片、肝功能、肾功能、凝血常规、血沉、C‐反应蛋白等化验检查排除治疗禁忌。

3. 给予胞磷胆碱钠、甲钴胺营养神经；普瑞巴林、曲马多止痛；奥美拉唑钠、L‐谷氨酰胺呱仑酸钠抑制胃酸，保护胃肠黏膜。

4. 背根神经节感觉根射频温控热凝术治疗　于 2019 年 10 月 24 日（住院第 3 日）在局部麻醉＋心电监护术下，在 CT 室行 CT 引导下左胸 9、胸 10 背根神经节感觉根射频温控热凝术，患者治疗过程中生命体征平稳，无心慌、头疼、恶心呕吐等不适症状。术后，生命体征均正常，疼痛缓解明显，疼痛 NRS 评分 3 分，无其他不适症状。

5. 患者行背根神经节感觉根射频温控热凝术，术后疼痛范围和疼痛程度较入院前减轻，肚脐左侧及背部压痛较前明显缓解，NRS 评分为 2 分，于 2019 年 10 月 27 日出院。出院指导患者继续口服普瑞巴林，观察不良反应，避免受凉，避免劳累，2 周后复查，不适随诊。

出院诊断：带状疱疹后神经痛。

三、临床护理

（一）护理评估

1. 健康史

（1）一般健康史：营养状况、带状疱疹患病及皮损愈合情况。

（2）评估病史：询问患者的发病年龄及病情进展，了解患者局部有无感觉过敏史。

2. 身体状况症状体征辅助检查

（1）生命体征、神志、有无发热和全身不适感。

（2）疼痛评估：疼痛程度、部位、性质、持续时间。

（3）了解各种实验检查结果：血常规、凝血常规、心电图等，了解患者有无手术禁忌证。

3. 心理社会状况 评估患者心理状况、日常生活能力。

（二）护理问题

1. 疼痛 与疱疹侵犯肋间神经有关。

2. 舒适的改变 与疼痛及皮肤损伤有关。

3. 潜在并发症 感染、气胸、出血、局部麻醉药毒性反应、介入治疗不良反应等。

4. 知识缺乏 缺乏带状疱疹肋间神经痛用药等相关知识。

（三）护理目标

1. 患者疼痛感消失或减轻。

2. 解除患者焦虑及恐惧情绪。

3. 患者能有效预防局部感染的发生。

（四）护理措施

1. 一般护理

（1）指导患者注意休息，注意局部卫生，防止水泡破裂和继发感染。

（2）保持病室安静，光线柔和，减少探视，护理人员操作亦相对集中，动作轻巧，防止过多干扰患者。

（3）提供保护性护理，教会患者缓慢改变体位，避免跌倒、坠床等意外，必要时加用床档。活动场所应设有相关安全设施。

（4）劳逸结合，保证充足的睡眠。有失眠或精神紧张者，在进行心理护理的同时遵医嘱给予镇静剂。

2. 饮食护理 多食高蛋白、高热量、富含维生素粗纤维饮食，禁食辛辣刺激食物，保持营养均衡。

3. 用药护理

（1）指导患者严格遵循镇痛药物应用原则：首选口服给药、按时给药、个体化给药、按阶梯给药。

（2）密切观察药物不良反应，出现问题及时通知医生并做好记录。指导患者遵医嘱正确服用镇痛药，并指导药物的服药方法、注意事项和可能出现的不良反应，护士应观察、记录、通知医生。

1）普瑞巴林：该药属于一种新型 γ - 氨基丁酸受体激动药，应用于 PHN 主要通过对外周以及中枢神经系统的电压依赖性钙通道突触前 $\alpha_2 - \delta$ 亚单位产生有效抑制，使内流至神经末梢的 Ca^{2+} 减少，进而减少兴奋性递质谷氨酸盐、P 物质、去甲肾上腺素等，使神经病理性疼痛获得有效控制。

普瑞巴林常见不良反应：头晕、头痛、嗜睡、视力模糊、便秘。

观察患者用药的效果，疼痛有无缓解。

观察患者有无头晕、头痛、嗜睡、视力模糊等情况，注意防止患者发生跌倒、坠床等不良事件。服药期间，患者应进食富含粗纤维食物，多饮水，多活动，促进胃肠蠕动，减少便秘的发生。为减少不良反应的发生，应遵循夜间起始、逐渐加量和缓慢减量的原则。应减量时应用一周时间逐渐减停，禁止骤然停药。

2）曲马多：为非阿片类中枢性镇痛药，但与阿片受体有很弱的亲和力。通过抑制神经元突触对去甲肾上腺素的再摄取，并增加神经元外 5 - 羟色胺浓度，影响痛觉传递而产生镇痛作用。

常见不良反应出汗，眩晕，恶心，呕吐，食欲减退及排尿困难等。

观察患者用药的效果，疼痛有无缓解；观察患者有无药物成瘾；观察患者有无眩晕等情况，注意防止患者发生跌倒、坠床等不良事件。服药期间，若有恶心、呕吐，食欲减退，遵医嘱使用止吐药物。用色彩美丽、香气扑鼻、味道鲜美、造型别致的食物促进食欲。

4. 疼痛护理

（1）观察疼痛部位、程度、性质及其他症状，遵医嘱用镇痛药，及时评估镇痛效果。

（2）对患者进行疼痛知识宣教，灌输疼痛的正确新理念。鼓励患者主动向医护人员如实描述疼痛的情况；告知忍痛对患者有害无益；多数疼痛可以通过药物治疗有效控制。患者应当按要求规律服药，不宜自行调整止痛方案和药物（种类、用法和剂量等）。止痛治疗时，要密切观察、记录疗效和药物的不良反应，及时与医务人员沟通交流，调整治疗目标及治疗措施。

（3）与患者讨论减轻疼痛的方法与技巧，鼓励患者运用指导式想象、听轻音乐、阅读报刊杂志等，分散注意力，以达到精神放松、减轻疼痛。

5. 背根神经节感觉根射频温控热凝术围术期的护理　背根神经节为脊神经节内的感觉神经母细胞发出的束状轴突，是与痛觉传导相关的躯体及内脏初级假单极神经元胞体聚集处，其与脊髓背角神经元之间突触联系的重塑在带状疱疹后遗神经痛发生、发展过程中起重要作用，是作为临床治疗带状疱疹后遗神经痛的重要靶区。

射频温控热凝术是利用射频仪发出间断脉冲式电流，传输至与针尖垂直方向的神经，形成局部高电压，进而调节患者神经功能，增加疼痛阈值，进而缓解患者疼痛感；同时其对神经纤维冲动传导具有抑制作用，可改变疼痛信息处理、传递路径，调控中枢神经系统疼痛递质，缓解患者疼痛感；于 CT 引导下进行治疗，有助于快速而准确的找到椎间孔位置进行穿刺，提高穿刺精确度，降低反复穿刺风险，减少相关并发症的发生，改善预后。此外，该疗法治疗期间电极尖端温度不会超过 45℃，因此不具有蛋白凝固作用，对患者运动神经功能及结构影响小，安全性高。

（1）术前护理：①术前与患者进行交谈，耐心倾听其主诉，仔细观察患者对手术的接受方式、理解程度，对家属及患者提出的疑问给予解答，提供相关的知识及信息，交代术前注意事项、手术目的、方法、过程、时间、麻醉方式、所需体位，术中可能经历的感觉，使患者了解有关知识，使患者身心放松，积极配合治疗；②询问患者有无药物过敏、晕针，检查手术部位皮肤有无破损、感染、红肿，嘱患者术晨正常进食，避免在饥饿状态时手术；③术前对患者进行体位、呼吸等训练，争取术中患者能够配合手术治疗。

（2）术中护理：①建立静脉通道，给予双鼻导管氧气 2L/min 吸入，心电监护，备好抢救药品及物品，便于病情观察及意外情况的处理；②病情观察：术中密切观察生命体征，并不断询问患者的感觉，了解有无不适。

气胸的观察：严密观察患者有无胸闷、憋气、进行性呼吸困难等症状，严密观察有无气胸并发症的发生。

局部麻醉药全身毒性反应的观察：局部麻醉药全身毒性反应是在使用了大量局部麻醉药或有可能发生局部麻醉药意外入血的情况下，出现下列临床表现应高度怀疑局部麻醉药全身毒性反应：意识突然丧失，伴或不伴强直阵挛发作；循环系统：可能发生窦性心动过缓、传导阻滞、心脏停搏或室性心动过速。严密观察患者意识，心电监护心率、心律，观察患者有无心律不齐，心律失常等麻醉意外。

出血的观察：密切观察施术局部有无出血，判断出血性质，及时给予处理。如血液从穿刺处直接流出或溢出，医生起针后护士即将无菌棉球压在穿刺处 3～5 分钟止血。如局部形成血肿，可先冷敷或加压止血，48 小时后改用热敷活血化瘀，促进瘀血吸收。

（3）术后护理：患者治疗后应在 CT 室静卧半小时，护士严密观察不良反应，如气促、胸闷等，必要时监测心率、血压、脉搏及 SPO$_2$ 等，无不良反应，患者方可返回病房。①局部针眼处的观察：患者返回病房，查看针孔处有无渗血、渗液，敷料是否清洁、干燥。嘱患者 3 天内勿洗浴，保持针孔处清洁干燥，以防针孔部位感染。术后 24 小时内局部不宜热敷、理疗及按摩，防止手术部位水肿或血肿的发生；②测量生命体征，密切监测生命体征。严密观察患者有无胸闷、憋气、进行性呼吸困难等症状，严密观察有无气胸并发症的发生；③观察神经所支配区域的运动、感觉及血运情况，并做好详细记录；④术后疼痛护理：术后及时进行疼痛评估，了解患者治疗疗效。

6. 心理护理及疼痛心理疗法

（1）减轻心理压力：护士以同情、安慰和鼓励的态度支持患者，与患者建立相互信赖的友好关系。鼓励患者表达疼痛时的感受及其对适应疼痛所做的努力，尊重患者对疼痛的行为反应。

（2）转移注意力和放松练习：转移患者对疼痛的注意力，使患者放松，可减少其对疼痛的感受强度。①组织参加活动：组织患者参加其感兴趣的活动，如唱歌、玩游戏、看电视、愉快地交谈、下棋、绘画等；②实施音乐疗法：每天为患者播放音乐，运用音乐分散患者对疼痛的注意力是有效的方法之一；③指导深呼吸：指导患者进行有节律地深呼吸，用鼻深吸气，然后慢慢从口中呼气，反复进行。

7. 采取促进患者舒适的措施

（1）鼓励并帮助患者寻找保持最佳舒适状态的方式，提供舒适整洁的病床单位、良好的采光和通风设备、适宜的室内温湿度等，都是促进舒适的必要条件。

（2）在进行各项护理活动前，给予清楚、准确地解释，并将护理活动安排在镇痛药物显效时限内，确保患者所需物品伸手可及等，均可减轻焦虑，促使患者身心舒适，从而有利于减轻疼痛。

（五）护理评价

1. 患者疼痛感减轻，舒适感增强。

2. 患者能避免诱因发作。

3. 术中无并发症的发生。

4. 治疗期间无感染发生。

（六）健康教育

1. 注意休息，避免劳累。

2. 告知患者病毒感染后早期彻底治疗，一旦出现可采取局部阻滞、理疗、药物治疗等综合疗法。

3. 保持皮肤清洁，穿宽松棉质衣服，防止衣物摩擦，勤换衣服。

4. 多食高蛋白、高热量、富含维生素、易消化的饮食，禁食辛辣刺激食物，保持营养均衡。减少钠盐摄入，每天钠盐摄入量应低于6g，增加钾盐摄入，建议使用可定量的盐勺。

5. 指导患者正确使用止痛药物、用药的最佳时间、用药剂量等，避免药物成瘾。不宜自行调整止痛方案和药物（种类、用法和剂量等）。

6. 鼓励患者主动向医护人员如实描述疼痛的情况；止痛治疗时，要密切观察、记录疗效和药物的不良反应，及时与医务人员沟通交流，调整治疗目标及治疗措施；应当定期复诊或遵嘱随访。

参 考 文 献

[1] 韩济生，倪家骧. 临床诊疗指南. 北京：人民卫生出版社，2007：124 - 125

[2] 李小寒，尚少梅. 基础护理学（第6版）. 北京：人民卫生出版社，2017：430 - 448

[3] 带状疱疹后神经痛诊疗共识编写专家组. 带状疱疹后神经痛诊疗中国专家共识. 中国疼痛医学杂志，2016，22（3）：161 - 167

病例 2　经皮椎间孔镜髓核摘除术治疗"腰椎间盘突出症"患者的护理

一、一般资料

患者赵××，女，65 岁。

主诉：腰痛伴右下肢麻痛半个月余。

现病史：患者半年前无明显诱因出现腰部阵发性酸痛，疼痛呈放射性，范围由腰部沿右下肢至足背，弯腰、行走活动及劳累后腰部疼痛加重，休息后减轻，疼痛与天气变化无明显相关，曾于河南滑县某医院就诊，行腰椎 CT 示：(2019 年 12 月 7 日河南某医院)示：腰 4/5、腰 5/骶 1 椎间盘突出，给予针灸、推拿等治疗，效果一般。此症状反复发作，今为求进一步治疗，来我院就诊，门诊查看患者后，以"腰椎间盘突出"收入院。患者自发病以来，饮食可，睡眠一般，体重未见明显减轻，大小便正常。

既往史：既往"高血压"病史 1 年余，规律服用硝苯地平缓释片 1 片，2 次/天，口服，控制良好。否认糖尿病、冠心病等其他慢性病史；否认有肝炎、结核病史及密切接触史；否认有重大外伤史及手术史；否认有输血史；未发现食物及药物过敏史。预防接种史不详。

体格检查：T：36.5℃，P：78 次/分，R：19 次/分，BP：150/72mmHg。

患者老年女性，发育正常，营养中等，神志清楚，自主体位，检查合作。全身皮肤无黄染、无淤点、无出血点。全身浅表淋巴结未触及肿大。头颅发育正常，毛发分布均匀，眼睑无水肿，结膜无充血，巩膜无黄染，双侧瞳孔等大等圆，对光反射及调节反射存在，耳、鼻无异常，口唇无发绀，咽部无充血，扁桃体无肿大。颈软，无抵抗，颈静脉无怒张，气管居中，甲状腺无肿大。胸廓对称无畸形，双侧乳房对称，未触及明显包块。双肺呼吸音清晰，未闻及干、湿性啰音。心前区无隆起及凹陷，心界无扩大，心率 78 次/分，节律规整，各瓣膜听诊区无闻及病理性杂音。腹部平坦，腹软，无压痛，无反跳痛。肝、脾肋下未触及，Murphy's 征阴性，肝、肾区无叩痛，肠鸣音无亢进，移动性浊音阴性。脊柱无畸形，四肢无畸形，双下肢无水肿。双下肢足背动脉搏动正常。肱二头肌反射正常，膝腱反射正常,腹壁反射正常。巴氏征阴性,布氏征阴性。

专科查体:腰脊柱生理曲度尚可,腰椎活动轻度受限。各腰椎棘间及椎旁无明显压痛,右侧臀上皮神经卡压点压痛(+),左侧臀上皮神经卡压点压痛(-),双侧梨状肌牵拉试验(-),右侧直腿抬高试验30°,加强试验(+),左侧直腿抬高试验(-),双侧"4"字征(-),双侧跟膝腱反射未引出,双下肢肌张力可,双下肢各肌肌力可,双侧下肢深浅感觉未触及明显异常,病理征(-)。

辅助化验检查结果:

1. 腰椎CT 示:腰椎退行性变;腰4、5锥体终板炎;腰2/3、腰3/4、腰4/5椎间盘膨出并腰3/4、腰4/5间盘水平双侧侧隐窝狭窄。

2. 化验结果 C-反应蛋白测定(CRP)(2019年12月17日):22↑mg/L,红细胞沉降率测定(ESR)(血沉)(仪器法)(2019年12月17日):42↑mm/h,血细胞分析(五分类)(2019年12月21日):白细胞计数:10.44↑×10^9/L,中性粒细胞百分比0.817↑,中性粒细胞计数8.53↑10×10^9/L,胸片及心电图未见明显异常。

诊断:

1. 腰椎间盘突出症。

2. 高血压2级。

二、治疗经过

1. 疼痛科护理常规,Ⅱ级护理,普通饮食,医嘱留陪床人,疼痛综合评估,静脉血栓栓塞风险评估。

2. 完善三大常规、胸片、心电图、肝功能、肾功能、凝血常规等各项辅助检查。

3. 给予胞磷胆碱钠、甲钴胺营养神经,择日行C型臂引导下椎间盘髓核摘除术。

4. 椎间孔镜髓核摘除术 于2019年12月17日(住院第2日)在局部麻醉+心电监护术下,于介入室行非血管DSA引导下"腰5/骶1后路椎间盘镜椎间盘髓核摘除术+椎间盘臭氧造影治疗术+椎间盘微创消融术+脊髓和神经根粘连松解术+周围神经卡压松解术+侧隐窝臭氧注射术+普通臭氧注射术"。患者治疗过程中生命体征平稳,无心慌,无头疼,无恶心呕吐等不适症状。术后患者症状消失,直腿抬高试验(-)。术后疼痛缓解明显,疼痛NRS评分2分,无其他不适症状。术后3天,指导腰背部主动锻炼(五点支撑、空蹬自行车),于2019年12月23日出院。出院指导患者继续加强腰背肌功能锻炼,避免受凉,避免劳累,2周后复查,不适随诊。

出院诊断:

1. 腰椎间盘突出症。

2. 高血压2级。

三、临床护理

（一）护理评估

1. 健康史 一般健康史，既往史，询问患者职业、发病时间与诱因、腰痛性质和下肢痛性质。

2. 身体状况

（1）观察患者步态以及腰椎活动受限程度、神经功能情况。

（2）了解患者疼痛的性质、疼痛部位、疼痛持续时间和压痛点。

（3）了解各项试验检查结果，如直腿抬高试验、直腿抬高加强试验、X 线平片、CT 检查、MRI 检查。

（4）高血压评估：正确测量血压和心率：首诊时应测量两上臂血压，以血压读数较高的一侧作为测量的上臂。测量血压时，应相隔 1~2 分钟重复测量，取 2 次读数的平均值记录。如果 SBP 或 DBP 的 2 次读数相差 5mmHg 以上，应再次测量，取 3 次读数的平均值记录。老年人、糖尿病患者及出现体位性低血压情况者，应该加测站立位血压。站立位血压在卧位改为站立位后 1 分钟和 3 分钟时测量；在测量血压的同时，应测定脉率。

3. 心理社会状况 了解患者的文化程度、对所患疾病的认识、心理状态及家庭经济状况等。

（二）护理问题

1. 疼痛 与间盘突出压迫神经有关。

2. 舒适的改变 与腰椎活动受限、神经功能障碍有关。

3. 焦虑 与疼痛严重影响工作和日常生活活动有关。

4. 相关知识缺乏 缺乏治疗后康复训练知识和健康指导。

5. 高血压潜在并发症 高血压急症。脑血管疾病：包括：①脑出血、脑血栓形成、腔隙性脑梗死和短暂性脑缺血发作；②心力衰竭和冠心病；③慢性肾衰竭；④主动脉夹层。

6. 潜在并发症 感染、出血、脑脊液外露、神经损伤、脊髓损伤、局部麻醉药中毒、介入治疗不良反应等。

（三）护理目标

1. 减轻疼痛、改善心理状况，缓解焦虑紧张等心理障碍。

2. 给予健康指导，维持疗效，预防复发。

3. 患者能有效预防局部感染的发生。

4. 能自觉避免高血压急症的诱发因素，一旦出现高血压急症，能够得到及时有效的救治。

（四）护理措施

1. 一般护理

（1）避免诱因发作：①卧硬床休息和制动，卧位时可消除体重对椎间盘的压力；制动可以减轻肌肉收缩力与椎间韧带对椎间盘所造成的压力；②下床活动时用手臂支撑帮助起身，应尽量避免弯腰，并戴围腰保护，避免再度扭伤；③日常活动的量在不加重腰腿痛症状的情况下，应循序渐进，直至逐渐恢复正常活动。

（2）疼痛护理：①观察患者疼痛的部位、性质，及时与医生沟通；②与患者讨论减轻疼痛的方法与技巧，鼓励患者取舒适体位，分散注意力，以达到精神放松、减轻疼痛。

（3）用药护理：①严格遵循镇痛药物应用原则：首选口服、按时给药、个体化给药、按阶梯给药；②密切观察药物不良反应，出现问题及时通知医生并做好记录。非甾体抗炎药物不良反应有：胃肠道反应明显，胃溃疡，胃出血，对肝肾功有损害。阿片类药物不良反应有：恶心、呕吐、便秘、尿潴留、镇静，严重时会有呼吸抑制。

指导患者遵医嘱正确服用镇痛药、抗病毒药物，并指导药物的服药方法、注意事项和可能出现的不良反应，护士应观察、记录、通知医生。

（4）心理护理：护士详细地向患者讲解治疗的目的、方法及其注意事项，认真回答患者提出的问题，安抚患者，解除患者的焦虑及恐惧情绪，帮助患者梳理战胜疾病的信心。

2. 椎间孔镜髓核摘除术围术期护理

（1）术前护理

1）术前与患者进行交谈，耐心倾听其主诉，仔细观察患者对手术的接受方式、理解程度，对家属及患者提出的疑问给予解答，提供相关的知识及信息，交代术前注意事项，手术的目的、方法、过程、时间、麻醉方式、所需体位，术中可能经历的感觉，使患者了解有关知识，使患者身心放松，积极配合治疗，以更好地配合手术，并仔细收集和记录患者的证候资料，制定相应护理计划和应急措施。

2）询问患者有无药物过敏、晕针等症状，检查手术部位皮肤有无破损、感染、红肿，嘱患者术晨正常进食，避免在饥饿状态时手术，以防术中晕针现象的发生。

3）术前给予镇痛、镇静、止吐药物治疗，密切观察患者药物有无不良反应，如：恶心、呕吐、心悸、呼吸抑制等。

4）术前指导患者床上练习大小便，指导患者正确佩戴腰围，指导患者规范上下床活动等。

5）术前指导患者早期锻炼：平移五点式：以五点（头、双足、双肘）为支点，使腰背肌离开床面，整体向左或向右平移，缓解腰肌酸胀乏感。锻炼频率：每天两次，每次15～20组（大约20分钟）为宜。练至微微出汗即可。

（2）术中护理

1）建立静脉通道，给予双鼻导管氧气2L/min吸入，心电监护，便于病情观察及意外情况的处理。

2）病情观察：术中不断询问患者的感觉，了解有无不适。

局部麻醉药全身毒性反应的观察：局部麻醉药全身毒性反应是在使用了大量局部麻醉药或有可能发生局部麻醉药意外入血的情况下，出现下列临床表现应高度怀疑局部麻醉药全身毒性反应：意识突然丧失，伴或不伴强直阵挛发作；循环系统：可能发生窦性心动过缓、传导阻滞、心脏停搏或室性心动过速。严密观察患者意识，心电监护心率、心律，观察患者有无心律不齐、心律失常等麻醉意外。

出血的观察：密切观察施术局部有无出血，判断出血性质，及时给予处理。如血液从皮肤穿刺处直接流出或溢出，医生起针后护士即将无菌棉球压在针刀孔处3~5分钟止血。如局部形成血肿，可先冷敷或加压止血，48小时后改用热敷活血化淤，促进淤血吸收。

晕厥的观察：晕针是治疗的主要不良反应，因此，医生在施术时护士应严密观察患者心率、呼吸、血压、面色及表情，如患者出现头晕、心慌、面色苍白、恶心呕吐、呼吸变浅、大汗淋漓或伴短暂意识丧失时，则为晕针发生，应立即告知医生停止治疗，迅速起针，取头低脚高平卧位，给予保暖，加大氧流量，点按人中、双内关、外关等穴位，按医嘱予以补液及升压药、呼吸兴奋剂等对症处理。

（3）术后护理

1）局部针眼处的观察：患者返回病房，查看针孔处有无渗血、渗液，敷料是否清洁干燥。嘱患者3天内勿洗浴，保持针孔处清洁干燥，以防针孔部位感染。术后24小时内局部不宜热敷、理疗及按摩，防止手术部位水肿或血肿的发生。

2）测量生命体征，密切监测生命体征。监测血压，询问患者有无头痛等不适症状，观察患者有无口角歪斜、言语不清、剧烈头痛等，谨防高血压急症、脑血管疾病等的发生。

3）并发症的观察：观察患者有无局部出血，询问患者有无剧烈疼痛，已早期识别椎间隙出血；观察患者穿刺处有无清亮样液体流出，识别有无硬膜囊撕裂脑脊液外露的并发症，观察患者有无活动不灵，以识别患者有无神经损伤等并发症。

4）指导患者卧床休息，可平卧位、俯卧位交替，避免侧卧。

5）术后疼痛护理：术后及时进行疼痛评估，了解患者疼痛缓解情况。

6）饮食护理：因手术采用局部麻醉，术后无须禁食。指导患者多食高蛋白、易消化且富含粗纤维的食物，禁食刺激辛辣性食物，多食新鲜蔬菜水果，摄入足量钾、镁、钙，以预防便秘的发生。患者患有高血压，指导患者每日摄钠量不超过6g，减少热量、胆固醇、脂肪摄入，适当增加蛋白质。

7）术后常规应用甲强龙、甘露醇等脱水药物。椎间孔镜术后患者应用抗生素。

8）指导患者下床前正确佩戴腰围：选择大小合适的腰围，腰围下缘位于患者尾骨处，松紧度以能容进患者手指4指为宜，不宜过紧，以免影响肠道蠕动。因长期佩戴腰围可发生失用综合征、腰部肌力变差、腰围依赖感等，因此指导患者佩戴腰围时间一般不超过一个月。

9）为保证手术效果及避免再次损伤，对患者在离床前均已指导其正确上下床活动的方法，即：离床时应先戴上围腰，然后侧卧，挪动下肢，将双下肢垂直于床缘，而后用上肢撑床，使躯干慢慢离床坐起，稳定片刻，无自觉不适时站立行走；上床时患者站在床的一侧，双腿屈膝，双手扶床，上身俯卧于床上，然后双腿先后上床。同时做好术后相关宣教。

10）功能锻炼：根据患者恢复情况制订功能锻炼计划，指导患者进行锻炼。术后24小时以后指导患者进行主动腰背肌锻炼。

术后指导锻炼方法如下：①空蹬自行车式：患者仰卧于床上，背部紧贴床面，双手放于身体两侧，抬高下肢做蹬自行车动作（下肢抬高度由高到低）进行锻炼。锻炼频率：每天两次，每次15～20组（大约20分钟）为宜。练至微微出汗即可；②五点支撑（桥式支撑）式：是一种简单的锻炼腰背肌肉的方法，患者仰卧位双膝屈曲，以双足、双肘、头部为支点，抬起骨盆，尽量把腹部与膝关节抬平，然后缓慢放下，一起一落为一个动作。锻炼频率：遵循"轻抬慢放"规律，每天两次，每次15～20组（大约20分钟）为宜。练至微微出汗即可；③飞燕式：是锻炼腰背肌最好的方法之一，能增强腰背肌的力量，预防腰部损伤的发生，此锻炼应避开急性疼痛期。患者俯卧床上，双臂放于身体两侧，双腿伸直，以腹部为支点，然后将头、上肢、胸部和下肢用力向上抬起，如飞燕状。此动作不能完成者，可采取单飞燕式锻炼即抬高右上肢与左下肢；或者抬高双上肢及胸部。锻炼频率：每天两次，每次15～20组（大约20分钟）为宜。练至微微出汗即可。

（4）加强基础护理：保持床单位整洁整齐，指导患者定期翻身，以预防压力性损伤、坠积性肺炎的发生。

（五）护理评价

1. 患者疼痛感减轻，舒适感增强。

2. 患者能够逐步加强活动力度，不影响日常生活及工作。

3. 治疗后患者无不良反应及并发症的发生。

4. 患者无高血压急症发生。

（六）健康教育

1. 疾病知识指导　使患者了解并维持正确的坐立姿势，保持腰椎正常生理弯曲，防止腰部肌肉劳损，延缓椎间盘退变。告知家属和患者1个月内尽可能的卧床休息为主，在腰背肌锻炼的基础上，术后 4 周可逐渐减负重。站立时尽量使腰部平坦伸直，收腹提臀，长时间固定同一姿势或重复同一动作时，定时调整姿势和体位，穿插简单的放松运动。

2. 日常生活指导　减少运动，放松休息，保持良好的生活习惯，活动时带腰围，腰围需要佩戴 2～3 周。腰部应注意保暖，避免长久的站立、坐立的姿势，6 个月内应避免需长时间弯腰及重体力的劳动。继续加强腰背肌锻炼，运动量以腰腿部无不适应为宜，循序渐进、持之以恒。

3. 饮食指导　多食高蛋白、高热量、富含维生素、易消化的饮食，禁食辛辣刺激食物，保持营养均衡。减少钠盐摄入，每天钠盐摄入量应低于 6g，增加钾盐摄入，建议使用可定量的盐勺。

4. 高血压的健康指导　让患者了解控制血压及终生治疗的必要性，使之理解治疗意义，自觉地付诸实践，并长期坚持；遵医嘱按时按量服药，告知有关降压药的名称、剂量、用法、作用及不良反应。不能擅自突然停药，经治疗血压得到满意控制后，可遵医嘱逐渐减少剂量。

参 考 文 献

[1] 尤黎明，吴瑛. 内科护理学. 第 5 版. 北京：人民卫生出版社，2012：838 – 840

[2] 刘俐，李芸，谢徐萍. 疼痛科护理手册. 北京：北京科学出版社，2015：215 – 222

[3] 韩济生，倪家骧. 临床诊疗指南·疼痛学分册. 北京：人民卫生出版社，2007：139 – 142

[4] 中华医学会心血管病学分会，中国高血压防治指南修订委员会. 中国高血压防治指南 2018 年修订版. 心脑血管病防治杂志，2019，19(1)：5 – 8

病例3　射频温控热凝术治疗
"三叉神经疼痛(第Ⅱ支)"患者的护理

一、一般资料

患者刘××,女,62岁。

主诉:右侧面部疼痛1个月余。

现病史:患者1个月前无明显诱因出现右上后齿疼痛,呈触电样疼痛,疼痛持续约1个小时后,疼痛消失,当时无面部肌肉活动障碍,无口角外斜,无言语不利,疼痛呈反复发作性、阵发性,洗脸、张口、咀嚼、刷牙等时候诱发疼痛,每次疼痛0.5~1小时,疼痛与天气变化及情绪变化无关,在当地人民医院牙科就诊,行针灸、镇痛药物等治疗20天(具体不详),疼痛症状稍改善。因上述症状反复发作,患者于2019年10月10日在某附属医院就诊,行颅脑CT示未见明显异常,诊断为"三叉神经痛",给予"卡马西平"治疗,服药后,患者疼痛程度及持续时间明显改善,现患者每于洗脸、张口、咀嚼、刷牙等动作时诱发触电样疼痛,每次疼痛持续3~4分钟。因口服卡马西平治疗后,患者出现头晕、恶心等不适感,今为求系统治疗,特来我院就诊,门诊以"原发性三叉神经痛"收入院。患者自发病以来,食欲可,因疼痛进食少,睡眠可,小便正常,大便8天未解,体重减轻约2.5kg。

既往史:患者5年前曾因"腰椎间盘突出症"在"××区人民医院"行手术治疗(具体不详),术后恢复好;否认高血压、糖尿病、冠心病等慢性病病史;否认肝炎、结核等传染病史;无其他重大手术及外伤史,无输血史;对"青霉素、头孢"过敏;否认发现食物及其他药物过敏史,预防接种史不详。

体格检查:T:36.6℃,P:78次/分,R:18次/分,BP:138/79mmHg。

患者老年女性,发育正常,营养中等,神志清楚,自主体位,检查合作。全身皮肤无黄染、无淤点、无出血点。全身浅表淋巴结未触及肿大。头颅发育正常,毛发分布均匀,眼睑无水肿,结膜无充血,巩膜无黄染,双侧瞳孔等大等圆,对光反射及调节反射存在,耳、鼻无异常,口唇无发绀,咽部无充血,扁桃体无肿大。颈软,无抵抗,颈静脉无怒张,气管居中,甲状腺无肿大。胸廓对称无畸形,双侧乳房对称,未触及明显包块。双肺呼吸音清晰,未闻及干、湿性啰音。心前区无隆起及凹陷,心界无扩大,心率78次/分,节律规整,各瓣膜听诊区无闻及病理性杂音。腹部平坦,腹软,无压痛,无反跳痛。肝、脾肋下未触及,Murphy's征阴性,肝、肾区无叩痛,肠鸣音无亢进,移动性浊音阴性。脊柱无畸形,四肢无畸形,双下肢无水肿。双下肢足背动脉搏动正常。肱二头肌反射正常,膝腱反射正常,腹壁反射正常。巴氏征阴性,布氏征阴性。

专科查体:痛苦面容,面部无畸形,右侧面颊部皮肤无异常,右上齿槽后侧疼痛扳机点存在,右侧面部皮肤浅感觉正常,双侧额纹对称,鼻唇沟无变浅,口角无偏斜。双侧转头、耸肩有力,伸舌居中,无明显舌肌萎缩及震颤,角膜反射等生理反射存在,病理反射正常。NRS评分:4分。

辅助检查(2019年10月10日):某附属医院行颅脑CT,未发现明显异常。

诊断

中医诊断:面痛(瘀血阻络)。

西医诊断:原发性三叉神经痛。

二、治疗经过

1. 疼痛科护理常规、二级护理,普通饮食,留陪床人,疼痛综合评估,静脉血栓栓塞风险评估。

2. 给予胞磷胆碱钠、甲钴胺营养神经,卡马西平、曲马多止痛。

3. 完善血生化检查及心电图、胸片检查,排除手术禁忌证。

4. 患者于11月8日行CT引导下行三叉神经半月神经节射频热凝术(第Ⅱ支),术前签署知情同意书。患者仰卧于治疗床上,CT下辨认右侧卵圆孔,定位穿刺点,常规消毒,铺无菌洞巾。抽取1%利多卡因10ml于上述标记点进行局部麻醉后,应用15cm射频针于标记点进针,CT下验证穿刺针进入右侧卵圆孔,拔出针芯观察有无血液流出,连接射频仪,测阻抗为400Ω,行运动刺激测试,患者无明显不适,分别以60℃、65℃、70℃、75℃各60秒进行射频热凝1次,78℃行射频热凝40秒2次,80℃射频热凝40秒3次。穿刺及热凝过程中患者生命体征平稳,术后测右面部皮肤浅感觉减退,角膜反射存在,术程顺利,患者安返病房。

患者出院,给予出院指导,口服药物服药指导及并发症观察要点,不适立即就诊。

出院诊断:原发性三叉神经痛。

三、临床护理

(一)护理评估

1. 健康史　一般健康史、既往史,了解患者患病初期有无诱发因素。

2. 身体状况

（1）生命体征、神志，是否出现面部皮肤粗糙、色素沉着、眉毛脱落等现象。

（2）了解患者疼痛发作时的性质、疼痛部位、疼痛持续时间和疼痛触发点。

（3）了解各项试验检查结果，如头颅平片、CT 和（或）MRI 检查。

3. 心理社会状况　了解患者的文化程度、对所患疾病的认识、心理状态及家庭经济状况等。

（二）护理问题

1. 舒适的改变　与三叉神经受损引起的疼痛有关。

2. 焦虑　与疼痛反复、频繁发作有关。

3. 相关知识缺乏　缺乏治疗后和有关药物的用法。

4. 潜在并发症　患侧麻木及痕迹反应、局部肿胀及渗血。

5. 知识缺乏　缺乏三叉神经痛用药等相关知识。

（三）护理目标

1. 患者能够叙述诱发或加重疼痛的因素，并设法避免。

2. 解除患者的焦虑及恐惧情绪。

（四）护理措施

1. 一般护理

（1）避免诱因发作：①注意头、面部保暖，避免局部受冻、受潮，不用太冷、太热的水洗面；平时应保持心情愉快，情绪稳定，不宜激动，不宜疲劳熬夜，常听柔和音乐，心情平和，保持充足睡眠；②吃饭，漱口，说话，刷牙，洗脸动作宜轻柔。以免诱发扳机点而引起疼痛发。选择清淡、无刺激的软食，严重者可进食流质；③保持周围环境安静，室内光线柔和，避免因周围环境刺激而产生焦虑情绪，以致诱发或加重疼痛。

（2）疼痛护理：①观察患者疼痛的部位、性质，避免疼痛的原因与诱因；②与患者讨论减轻疼痛的方法与技巧，鼓励患者运用指导式想象，听轻音乐、阅读报刊杂志等，分散注意力，以达到精神放松、减轻疼痛；③遵医嘱联合使用止痛剂，并告知药物可能出现的不良反应。注意观察、预防、处理药物的不良反应。

（3）用药护理：指导患者遵医嘱正确服用止疼药，并告知药物可能出现的不良反应，如卡马西平可导致头晕、口干、恶心、步态不稳、肝功能损害、精神症状、皮疹和白细胞减少。有些症状可于数天后自行消失，患者不要随意更换药物或自行停药；而有些症状需立即停药处理，护士应观察、记录和及时通知医生。

（4）心理护理：护士详细地向患者讲解治疗的目的、方法及其注意事项，耐心回答患者提出的问题，安抚患者，解除患者的焦虑及恐惧情绪，帮助患者树立战胜疾病的信心。

2. 物理治疗患者的护理　向其介绍不同物理治疗的原理、功效、及疗程，询问有无禁忌证；保持物理治疗室温湿度适宜，定时开窗通风；清洁患者治疗部位皮肤，冬天治疗部位注意保暖。

3. 射频介入治疗术前、术后护理

(1)术前护理：①按术前一般护理常规护理：做好心理护理，耐心细致的向患者介绍介入治疗的情况和注意事项，嘱患者治疗前着病员服，勿佩戴首饰、义齿及眼镜等物品，贵重物品请家属随身携带；②全面评估患者一般情况，血压控制情况，有无心肺功能异常，有无手术禁忌证，了解实验室检查结果，以及头颅 CT 或 MRI 检查结果；③患者进食清淡、易消化饮食。

(2)术后护理：①遵医嘱卧床休息 6 小时，密切观察生命体征，尤其是心率及血压情况，观察患者有无头痛、恶心、呕吐等情况，警惕颅内高压的发生，遵医嘱给予脱水剂或激素，提供安静舒适的环境；②做好伤口的观察及护理：观察伤口有无渗血渗液，若有应及时通知医生更换敷料，患者术后返回病房，遵医嘱给予冰袋冷敷穿刺点半小时，血肿严重时协助患者取患侧卧位，以达到压迫止血作用；③饮食护理：射频治疗后可正常进食，进食温凉易消化食物，避免食用过烫食物烫伤口腔黏膜，避免食用过冷及过硬食物，禁食辛辣、刺激性食物，减少再次触发疼痛的因素；④术后观察患者有无面部感觉障碍，出现咬肌无力、舌体麻木、咀嚼障碍时应指导患者尽量用健侧咀嚼，并注意进食速度不宜过快，避免咬伤面颊和舌体，鼓励患者多做咀嚼运动，多做鼓腮吹气运动，多与他人交谈；⑤应用卡马西平者，密切关注患者的肝肾功、电解质的结果，观察患者是否出现剥脱性皮炎；⑥面部感觉障碍。面部麻木是射频手术后最常见的并发症。嘱患者遵医嘱口服营养神经药物，指导患者注意保护皮肤，忌面部冷敷或热敷，防止冻伤或烫伤。寒冷天气出门戴口罩，注意保暖。

(五)护理评价

1. 患者疼痛感减轻，舒适感增强。

2. 患者能够避免诱因发作，减少疼痛发作频次。

3. 治疗后患者无不良反应及并发症的发生。

(六)健康教育

1. 疾病知识指导　告诉患者本病的临床特点与诱发因素，指导患者生活有规律，保持情绪稳定和健康心态，培养多种兴趣爱好，适当分散注意力；保持正常作息和睡眠；洗脸、刷牙动作宜轻柔；合理饮食，食物宜软，忌生硬、油炸食物，以减少发作频次。

2. 用药指导与病情监测　遵医嘱合理用药，口服止痛药遵医嘱逐渐减量，缓慢停药。如有残余痛及眩晕、步态不稳、精神症状及时到疼痛门诊复诊。

参 考 文 献

［1］尤黎明，吴瑛．内科护理学(第5版)．北京：人民卫生出版社，2012：838－840

［2］刘俐，李芸，谢徐萍．疼痛科护理手册．北京：北京科学出版社，2015：215－222

［3］韩济生，倪家骧．临床诊疗指南·疼痛学分册．北京：人民卫生出版社，2007：75－78

［4］贺海丽，杨立强，等．CT引导下半月节低温等离子消融术治疗原发性三叉神经痛的临床观察．中国医药导报，2019，16(22)：107－110

［5］罗小翠．三叉神经痛患者行神经阻滞治疗的观察及护理．当代护士，2017，(1)：33－34

［6］毛冬兰，印红梅，等．三叉神经射频热凝术后并发症护理．中西医结合护理(中英文)，2015，1(2)：101

病例4 射频温控热凝术治疗 "三叉神经疼痛(第2、3支)"患者的护理

一、一般资料

患者卜××,男,64岁。

主诉:右侧面部疼痛10余年,加重半年。

现病史:患者10年前无明显诱因出现右面部发作性疼痛,疼痛呈间断性发作,每次发作约10秒钟,每天发作数次,触摸面部、咀嚼、刷牙、漱口可诱发,当时无面部肌肉活动障碍,无口角外斜,无言语不利,疼痛与天气变化无关,曾于当地医院行拔牙、针灸、中药等治疗,症状有所缓解但反复发作,口服卡马西平有效,先后于2018年8月21日、2018年12月20日两次来我院就诊,门诊以"三叉神经痛"收入院。住院期间行"半月神经节射频+感觉根温控射频热凝术"治疗,术后疼痛明显缓解出院。

患者出院后一般情况可,无明显疼痛感。半年前患者无明显诱因再次出现右面部疼痛,呈阵发性电击痛,为求进一步治疗,再次来我院就诊,门诊以"三叉神经痛"收入院。

患者自发病以来,纳眠可,二便调,体重无明显减轻。

既往史:既往"脑梗死"病史半年余,日常口服"硫酸氢氯吡格雷片""阿司匹林肠溶片""瑞舒伐他汀",病情控制可。否认高血压病、糖尿病、冠心病等慢性病史;否认肝炎、结核等传染病史及密切接触史;否认重大外伤史及输血史;未发现药物及食物过敏史。预防接种史随当地。

体格检查:T:36.7℃,P:70次/分,R:19次/分,BP:133/81mmHg。

患者老年男性,发育正常,营养中等,神志清楚,自主体位,检查合作。全身皮肤无黄染、无淤点、无出血点。全身浅表淋巴结未触及肿大。头颅发育正常,毛发分布均匀,眼睑无水肿,结膜无充血,巩膜无黄染,双侧瞳孔等大等圆,对光反射及调节反射存在,耳、鼻无异常,口唇无发绀,咽部无充血,扁桃体无肿大。颈软,无抵抗,颈静脉无怒张,气管居中,甲状腺无肿大。胸廓对称无畸形,双侧乳房对称,未触及明显包块。双肺呼吸音清晰,未闻及干、湿性啰音。心前区无隆起及凹陷,心界无扩大,心率70次/分,节律

规整,各瓣膜听诊区无闻及病理性杂音。腹部平坦,腹软,无压痛,无反跳痛。肝、脾肋下未触及,Murphy's 征阴性,肝、肾区无叩痛,肠鸣音无亢进,移动性浊音阴性。脊柱无畸形,四肢无畸形,双下肢无水肿。双下肢足背动脉搏动正常。肱二头肌反射正常,膝腱反射正常,腹壁反射正常。巴氏征阴性,布氏征阴性。

专科查体:痛苦面容,头颅五官无畸形,面部无红肿,右下颌部、右鼻翼旁有触及痛,右侧面颊部皮肤稍粗糙,触摸右鼻翼旁、下颌部有疼痛扳机点存在,右侧面部皮肤浅感觉略减退,双侧咀嚼肌力对称,双侧角膜反射对称减弱,病理反射未引出。

辅助化验检查结果:2018 年 8 月 21 日本院颅脑 MRI:脑内多发缺血梗死灶、部分软化。

诊断:

1. 三叉神经痛。

2. 脑梗死。

二、治疗经过

1. 患者入院后遵医嘱给予疼痛科护理常规,二级护理,普通饮食,留陪床人,疼痛综合评估,静脉血栓栓塞风险评估。

2. 给予胞磷胆碱钠、甲钴胺营养神经,卡马西平、曲马多止痛。

3. 完善血生化检查及心电图、胸片检查,排除手术禁忌证。

4. 患者 12 月 12 日于手术室行非血管 DSA 引导下三叉神经半月神经节射频热凝术,术前签署知情同意书。患者仰卧于治疗床上,CT 下辨认右侧卵圆孔,定位穿刺点,常规消毒,铺无菌洞巾。抽取 1% 利多卡因 10ml 于上述标记点进行局部麻醉后,应用 15cm 射频针于标记点进针,CT 下验证穿刺针进入右侧卵圆孔,拔出针芯观察有无血液流出,连接射频仪,测阻抗为 400Ω,行感觉测试,0.1mV 诱发原疼痛部位感觉说明针尖位于三叉神经第 2、3 支位置,分别以 60℃、65℃、70℃各 60 秒进行射频热凝 1 次,75℃行射频热凝 60 秒 2 次,80℃射频热凝 40 秒 1 次。穿刺及热凝过程中患者述右侧面部疼痛、麻木,术中测右面部皮肤浅感觉减退,角膜反射存在,术程顺利,患者安返病房。NRS 评分 2 分。

5. 12 月 13 日门诊行眶下孔三叉神经射频热凝术治疗,辨认右侧眶下孔,定位穿刺点,常规消毒,铺无菌洞巾。抽取 1% 利多卡因 10ml 于上述标记点进行局部麻醉后,应用 15cm 射频针于标记点进针,有突破感后穿刺针进入右侧眶下孔,拔出针芯观察有无血液流出,连接射频仪,测阻抗为 205Ω,行感觉测试,0.1mV 诱发原疼痛部位疼痛感,说明针尖位于眶下孔内,分别以 60℃、65℃、70℃各 60 秒进行射频热凝 1 次,75℃行射频热凝 60 秒 2 次。热凝过程中患者述右侧面部疼痛、麻木,术中测右面部皮肤浅感觉减退,角膜反射存在。术程顺利,患者安返病房。NRS 评分 1 分。

2019 年 12 月 14 日患者出院,继续口服卡马西平止痛,给予药物健康宣教及不良反应观察,不适就诊。

出院诊断：

1. 三叉神经痛。

2. 脑梗死。

三、临床护理

（一）护理评估

1. 健康史　一般健康史，既往脑梗死，了解患者患病初期有无诱发因素。

2. 身体状况

（1）生命体征、神志、是否出现面部皮肤粗糙、色素沉着、眉毛脱落等现象。

（2）了解患者疼痛发作时的性质、疼痛部位、疼痛持续时间和疼痛触发点。

（3）了解各项试验检查结果，如头颅平片、CT 和（或）MRI 检查。

3. 心理社会状况　了解患者的文化程度、对所患疾病的认识、心理状态及家庭经济状况等。

（二）护理问题

1. 舒适的改变　与三叉神经受损引起的疼痛有关。

2. 焦虑　与疼痛反复、频繁发作有关。

3. 相关知识缺乏　缺乏治疗后和有关药物的用法。

4. 潜在并发症　患侧麻木及痕迹反应，局部肿胀及渗血、感染、偏瘫等。

5. 知识缺乏　缺乏三叉神经痛用药等相关知识。

（三）护理目标

1. 患者能够叙述诱发或加重疼痛的因素，并设法避免。

2. 解除患者的焦虑及恐惧情绪。

（四）护理措施

1. 一般护理

（1）避免诱因发作：①注意头、面部保暖，避免局部受冻、受潮，不用太冷、太热的水洗面；平时应保持心情愉快，情绪稳定，不宜激动，不宜疲劳熬夜，常听柔和音乐，心情平和，保持充足睡眠；②吃饭，漱口，说话，刷牙，洗脸动作宜轻柔。以免诱发扳机点而引起疼痛发作。选择清淡、无刺激的软食，严重者可进食流质；③保持周围环境安静，室内光线柔和，避免因周围环境刺激而产生的焦虑情绪，以致诱发或加重疼痛。

（2）疼痛护理：①观察患者疼痛的部位、性质，避免疼痛的原因与诱因；②与患者讨论减轻疼痛的方法与技巧，鼓励患者运用指导式想象、听轻音乐、阅读报刊杂志等，分散注意力，以达到精神放松、减轻疼痛；③遵医嘱联合使用止痛剂，并告知药物可能出现的不良反应。注意观察、预防、处理药物的不良反应。

（3）用药护理：指导患者遵医嘱正确服用止疼药，并告知药物可能出现的不良反应，如卡马西平可导致头晕、口干、恶心、步态不稳、肝功能损害、精神症状、皮疹和白细胞减少；患者自服"硫酸氢氯吡格雷片""阿司匹林肠溶片""瑞舒伐他汀"，密切关注患者凝血情况，有无出血点及有无用药后胃肠道反应。

（4）心理护理：护士详细地向患者讲解治疗的目的、方法及其注意事项，耐心回答患者提出的问题，安抚患者，解除患者的焦虑及恐惧情绪，帮助患者树立战胜疾病的信心。

2. 物理治疗患者的护理　向其介绍物理治疗的原理、功效及疗程，询问有无禁忌证；保持物理治疗室温湿度适宜，定时开窗通风；清洁患者治疗部位皮肤，冬天治疗部位注意保暖。

3. 半月神经节射频热凝毁损治疗术前、术后护理

（1）术前护理：①按术前一般护理常规护理：做好心理护理，耐心细致地向患者介绍介入治疗的情况和注意事项，嘱患者治疗前穿着病员服，勿佩戴首饰、义齿及眼镜等物品，贵重物品请家属随身携带；②全面评估患者一般情况、血压控制情况、抗凝药物的应用，有无心肺功能异常，有无手术禁忌证，了解实验室检查结果，以及头颅 CT 或 MRI 检查结果；③术前进食清淡、易消化饮食；④询问主管医生，患者治疗前是否停用抗凝药物，以防术后出血及血肿的发生。

（2）术后护理：①密切观察生命体征及意识、瞳孔变化，观察患者有无头痛、恶心、呕吐等情况，警惕颅内高压的发生，遵医嘱给予脱水剂或激素，提供安静舒适的环境；②做好伤口的观察及护理：观察伤口有无渗血渗液，若有应及时通知医生更换敷料，患者术后返回病房，遵医嘱给予冰袋冷敷穿刺点半小时，患者口服抗凝药物，密切关注患者凝血情况，协助患者取患侧卧位，以达到压迫止血作用；③检查两侧鼻唇沟是否对称，角膜反射是否存在、有无面瘫等变化；④饮食护理：给予易消化饮食，高蛋白、高维生素、易消化食物，忌生冷、产气、刺激性食物，饮食后应清洁口腔；⑤口服卡马西平时，密切关注患者的肝肾功能、电解质的结果，观察患者是否出现剥脱性皮炎。

4. 术后并发症观察及护理

（1）术后观察患者有无面部感觉障碍，出现咬肌无力、舌体麻木、咀嚼障碍时应指导患者尽量用健侧咀嚼，并注意进食速度不宜过快，避免咬伤面颊和舌体。

（2）眼睑和角膜充血水肿：术后冰敷半小时，注意保护眼睛。遵医嘱应用眼药水或眼药膏，眼睑不能闭合者用无菌纱布覆盖，禁止揉擦眼睛，禁止热敷。

（3）面部麻木是射频手术后最常见的并发症。嘱患者遵医嘱口服营养神经药物，指导患者注意保护皮肤，忌面部冷敷或热敷，防止冻伤或烫伤。寒冷天气出门戴口罩，注意保暖。

（五）护理评价

1. 患者疼痛感减轻，舒适感增强。

2. 患者能够避免诱因发作，减少疼痛发作频次。

3. 治疗后患者无不良反应及并发症的发生。

（六）健康教育

1. 疾病知识指导　告诉患者本病的临床特点与诱发因素，指导患者生活有规律，保持情绪稳定和健康心态，培养多种兴趣爱好，适当分散注意力；保持正常作息和睡眠；洗脸、刷牙动作宜轻柔；合理饮食，食物宜软，忌生硬、油炸食物，以减少发作频次。

2. 用药指导与病情监测　遵医嘱合理用药，口服止痛药遵医嘱逐渐减量，缓慢停药。如有残余痛及眩晕、步态不稳、精神症状及时到疼痛门诊复诊。

参 考 文 献

［1］尤黎明，吴瑛. 内科护理学(第 5 版). 北京：人民卫生出版社，2012：838 - 840

［2］刘俐，李芸，谢徐萍. 疼痛科护理手册. 北京：北京科学出版社，2015：215 - 222

［3］韩济生，倪家骧. 临床诊疗指南·疼痛学分册. 北京：人民卫生出版社，2007：75 - 78

［4］贺海丽，杨立强，等. CT 引导下半月节低温等离子消融术治疗原发性三叉神经痛的临床观察. 中国医药导报，2019，16(22)：107 - 110

［5］罗小翠. 三叉神经痛患者行神经阻滞治疗的观察及护理. 当代护士，2017，(1)：33 - 34

［6］毛冬兰，印红梅，等. 三叉神经射频热凝术后并发症护理. 中西医结合护理(中英文)，2015，1(2)：101

病例 5　射频温控热凝治疗
"三叉神经(第Ⅰ、Ⅱ支)疼痛"患者的护理

一、一般资料

患者苏××，女，71岁。

主诉：左额面部发作性疼痛2年余，加重5个月。

现病史：患者2年前无明显诱因出现左额面部发作性疼痛，以左额部、左眼周、左颧周明显，呈间断性发作，每次发作5~10秒钟，每天发作数次，触摸面部、咀嚼、刷牙、漱口可诱发，当时无面部肌肉活动障碍，无口角外斜，无言语不利，疼痛与天气变化无关，曾就诊于当地医院，给予"甲钴胺、卡马西平片"等药物治疗，症状好转后，停药1年余症状未再发作。5个月前，患者左额面部疼痛加重，服用甲钴胺、卡马西平片等药物治疗，效果欠佳，严重影响日常生活，于2018年6月19日在我科住院行"射频热凝术"，疼痛减轻，住院6天好转出院。出院后，患者一般情况可，左侧颧部无疼痛，仍有左额部发作性疼痛，程度较前减轻，现为进一步诊治，门诊以"三叉神经痛"收入院。患者自发病以来，饮食稍差，睡眠尚可，大小便可，近期体重无明显变化。

既往史：既往体健；否认高血压、糖尿病及冠心病病史；否认结核、肝炎等传染病病史；否认有重大外伤史及手术史；否认有输血史；未发现食物及药物过敏史；预防接种史不详。

体格检查：T：36.6℃，P：82次/分，R：19次/分，BP：119/79mmHg。

患者老年女性，发育正常，营养中等，神志清楚，自主体位，检查合作。全身皮肤无黄染、无淤点、无出血点。全身浅表淋巴结未触及肿大。头颅发育正常，毛发分布均匀，眼睑无水肿，结膜无充血，巩膜无黄染，双侧瞳孔等大等圆，对光反射及调节反射存在，耳、鼻无异常，口唇无发绀，咽部无充血，扁桃体无肿大。颈软，无抵抗，颈静脉无怒张，气管居中，甲状腺无肿大。胸廓对称无畸形，双侧乳房对称，未触及明显包块。双肺呼吸音清晰，未闻及干、湿性啰音。心前区无隆起及凹陷，心界无扩大，心率82次/分，节律规整，各瓣膜听诊区未闻及病理性杂音。腹部平坦，腹软，无压痛，无反跳痛。肝、脾肋

下未触及，Murphy's 征阴性，肝、肾区无叩痛，肠鸣音无亢进，移动性浊音阴性。脊柱无畸形，四肢无畸形，双下肢无水肿。双下肢足背动脉搏动正常。肱二头肌反射正常，膝腱反射正常，腹壁反射正常。巴氏征阴性，布氏征阴性。

专科查体：痛苦面容，头颅五官无畸形，面部无红肿，左额部有触及痛，无明显疼痛扳机点，左侧颞部皮肤浅感觉减退，左额部皮肤浅感觉大致正常，双侧咀嚼肌力对称，双侧角膜反射对称无异常，病理反射未引出。

辅助检查(2018 年 6 月 20 日)：颅脑 MRI：脑内少许缺血灶。(2018 年 6 月 19 日)胸片：双肺纹理增多，请结合临床。

入院诊断：原发性三叉神经痛(左侧第 1 支)。

二、治疗经过

1. 患者入院后遵医嘱给予疼痛科护理常规，二级护理，普通饮食，留陪床人，疼痛综合评估，静脉血栓栓塞风险评估。

2. 给予胞磷胆碱钠、甲钴胺营养神经，卡马西平、曲马多止痛。

3. 完善血生化检查及心电图、胸片检查，排除手术禁忌证。

4. 患者在局部麻醉下行三叉神经射频热凝毁损术，患者平卧于治疗床上，约在左侧颧弓最低点后 1.5cm 处定位，抽取 1% 利多卡因注射液进行局部麻醉。成功后，应用 15cm 穿刺针进针，调整穿刺针，直至穿刺入左侧圆孔处，测阻抗为 408Ω，电刺激诱发疼痛，证实在圆孔处三叉神经第 2 分支处，用射频针分别予 60℃、65℃、70℃各 1 次、75℃ 2 次，每次热凝时间为 40 秒。穿刺及热凝过程中患者述左侧面部疼痛、麻木，术中测左面部皮肤浅感觉稍减退，角膜反射存在，左侧三叉神经第二支圆孔处神经热凝术结束。

再行眶上神经射频热凝术，约在左侧眼眶中内三分之一处定位，抽取 1% 利多卡因注射液进行局部麻醉，成功后，应用 15cm 穿刺针进针，调整穿刺针，直至穿刺入眶上孔内，测阻抗为 430Ω，电刺激诱发疼痛，证实在眶上神经处，用射频针分别予 60℃、65℃、70℃各 1 次，75℃ 2 次，每次热凝时间为 40 秒。穿刺及热凝过程中患者述左侧额部疼痛、麻木，术中测左额部皮肤浅感觉减退，角膜反射存在，左侧三叉神经第一支眶上神经分支神经热凝术结束，术程顺利，患者安返病房。NRS：2 分。

出院诊断：原发性三叉神经痛。

三、临床护理

(一)护理评估

1. **健康史** 一般健康史，既往史，了解患者患病初期有无诱发因素。

2. **身体状况**

(1)生命体征、神志，是否出现面部皮肤粗糙、色素沉着、眉毛脱落等现象。

(2)了解患者疼痛发作时的性质，疼痛部位，疼痛持续时间和疼痛触发点。

（3）了解各项试验检查结果，如头颅平片、CT 和（或）MRI 检查。

3. 心理社会状况　了解患者的文化程度、对所患疾病的认识、心理状态及家庭经济状况等。

（二）护理问题

1. 舒适的改变　与三叉神经受损引起的疼痛有关。

2. 焦虑　与疼痛反复、频繁发作有关。

3. 相关知识缺乏　缺乏治疗后和有关药物的用法。

4. 潜在并发症　眼部脂肪液化、视物模糊、角膜反应迟钝。

5. 知识缺乏　缺乏三叉神经痛用药等相关知识。

（三）护理目标

1. 患者能够叙述诱发或加重疼痛的因素，并设法避免。

2. 解除患者的焦虑及恐惧情绪。

（四）护理措施

1. 一般护理

（1）避免诱因发作：①注意头、面部保暖，避免局部受冻、受潮，不用太冷、太热的水洗面；平时应保持心情愉快，情绪稳定，不宜激动，不宜疲劳熬夜，常听柔和音乐，心情平和，保持充足睡眠；②吃饭，漱口，说话，刷牙，洗脸动作宜轻柔。以免诱发扳机点而引起疼痛发。选择清淡、无刺激的软食，严重者可进食流质；③保持周围环境安静，室内光线柔和，避免因周围环境刺激而产生焦虑情绪，以致诱发或加重疼痛。

（2）疼痛护理：①观察患者疼痛的部位、性质，了解疼痛的原因与诱因；②与患者讨论减轻疼痛的方法与技巧，鼓励患者运用指导式想象、听轻音乐、阅读报刊杂志等，分散注意力，以达到精神放松、减轻疼痛；③遵医嘱联合使用止痛剂，并告知药物可能出现的不良反应。注意观察、预防、处理药物的不良反应。

（3）用药护理：指导患者遵医嘱正确服用止疼药，并告知药物可能出现的不良反应，如卡马西平可导致头晕、口干、恶心、步态不稳、肝功能损害、精神症状、皮疹和白细胞减少。有些症状可于数天后自行消失，患者不要随意更换药物或自行停药；而有些症状需立即停药处理，护士应观察、记录和及时通知医生。

（4）心理护理：护士详细地向患者讲解治疗的目的、方法及其注意事项，耐心回答患者提出的问题，安抚患者，解除患者的焦虑及恐惧情绪，帮助患者树立战胜疾病的信心。

2. 物理治疗患者的护理　向其介绍物理治疗的原理、功效及疗程，询问有无禁忌证；保持物理治疗室温湿度适宜，定时开窗通风；清洁患者治疗部位皮肤，冬天治疗部位注意保暖。

3. 射频治疗术前、术后护理

(1)术前护理:①按术前一般护理常规护理:做好心理护理,耐心细致的向患者介绍介入治疗的情况和注意事项,嘱患者治疗前着病员服,勿佩戴首饰、义齿及眼镜等物品,贵重物品请家属随身携带;②全面评估患者一般情况,血压控制情况,有无心肺功能异常,有无手术禁忌证,了解实验室检查结果,以及头颅 CT 或 MRI 检查结果;③患者治疗前可进食清淡易消化饮食。

(2)术后护理:①密切观察生命体征,尤其是心率及血压情况,观察患者有无头痛、恶心、呕吐等情况,警惕颅内高压的发生,遵医嘱给予脱水剂或激素,提供安静舒适的环境;②做好伤口的观察及护理:观察伤口有无渗血渗液,若有应及时通知医生更换敷料,患者术后返回病房,遵医嘱给予冰袋冷敷穿刺点半小时,血肿严重者协助患者取患侧卧位,以达到压迫止血作用;③饮食护理:给予易消化饮食高蛋白、高维生素、易消化食物,忌生冷、产气、刺激性食物。治疗后可正常进食;④术后密切观察患者视力情况,三叉神经第Ⅰ支射频治疗后多伴有角膜反射的减退或消失,易发生角膜感染、溃疡,甚至脱落造成失明,护理人员加强患侧眼部的护理,若出现水肿或角膜反射迟钝,嘱患者禁止揉患眼;戴眼镜或眼罩,防止异物进入;用眼药水及眼膏交替点眼杀菌、消炎湿润角膜,防止干裂,保护眼角膜;禁热敷,禁用糖皮质激素药物;⑤应用卡马西平时,密切关注患者的肝肾功能、电解质的结果,观察患者是否出现剥脱性皮炎。

(五)护理评价

1. 患者疼痛感减轻,舒适感增强。

2. 患者能够避免诱因发作,减少疼痛发作频次。

3. 治疗后患者无不良反应及并发症的发生。

(六)健康教育

1. 疾病知识指导　告诉患者本病的临床特点与诱发因素,指导患者生活有规律,保持情绪稳定和健康心态,培养多种兴趣爱好,适当分散注意力;保持正常作息和睡眠;洗脸、刷牙动作宜轻柔;合理饮食,食物宜软,忌生硬、油炸食物,以减少发作频次。

2. 用药指导与病情监测　遵医嘱合理用药,口服止痛药遵医嘱逐渐减量,缓慢停药。如有残余痛及眩晕、步态不稳、精神症状及时到疼痛门诊复诊。

参 考 文 献

[1] 尤黎明,吴瑛. 内科护理学(第5版). 北京:人民卫生出版社,2012:838-840

[2] 刘俐,李芸,谢徐萍. 疼痛科护理手册. 北京:北京科学出版社,2015:215-222

［3］韩济生，倪家骧．临床诊疗指南·疼痛学分册．北京：人民卫生出版社，2007：75－78

［4］贺海丽，杨立强等．CT引导下半月节低温等离子消融术治疗原发性三叉神经痛的临床观察．中国医药导报，2019，16(22)：107－110

［5］罗小翠．三叉神经痛患者行神经阻滞治疗的观察及护理．当代护士，2017，(1)：33－34

［6］毛冬兰，印红梅，等．三叉神经射频热凝术后并发症护理．中西医结合护理(中英文)，2015，1(2)：101

病例6 射频温控热凝治疗"三叉神经疼痛（第Ⅲ支）"患者的护理

一、一般资料

患者李××，男，60岁。

主诉：右侧面部疼痛1年余，加重2个月。

现病史：患者1年前无明显诱因出现右侧面部疼痛，以右侧下牙疼痛为主，就诊于当地医院口腔科，排除牙齿引起疼痛，自述行颅脑MR检查未见明显异常（未见影像及报告单），诊断为"三叉神经痛"。口服卡马西平后症状可明显缓解。2个月前无明显诱因出现上诉疼痛加重，刷牙、说话、进食时可诱发右侧下牙剧烈疼痛，疼痛持续数秒至数十分钟，偶尔疼痛可持续数小时，间歇期不痛，疼痛发作时不伴头晕、恶心，无步态不稳，无肢体活动障碍。患者现为行射频治疗来我科，门诊以"原发性三叉神经痛"收入院。患者起病以来，精神可，饮食睡眠差，大小便正常。

既往史：既往体健；否认高血压、糖尿病及冠心病病史；否认结核、肝炎等传染病病史；否认重大手术外伤；否认输血史；未发现药物食物过敏；预防接种史不详。

体格检查：T：36.6℃，BP：122/77mmHg，P：54次/分，R：16次/分。

患者老年男性，发育正常，营养中等，神志清楚，自主体位，检查合作。全身皮肤无黄染、无淤点、无出血点。全身浅表淋巴结未触及肿大。头颅发育正常，毛发分布均匀，眼睑无水肿，结膜无充血，巩膜无黄染，双侧瞳孔等大等圆，对光反射及调节反射存在，耳、鼻无异常，口唇无发绀，咽部无充血，扁桃体无肿大。颈软，无抵抗，颈静脉无怒张，气管居中，甲状腺无肿大。胸廓对称无畸形，双侧乳房对称，未触及明显包块。双肺呼吸音清晰，未闻及干、湿性啰音。心前区无隆起及凹陷，心界无扩大，心率54次/分，节律规整，各瓣膜听诊区无闻及病理性杂音。腹部平坦，腹软，无压痛，无反跳痛。肝、脾肋下未触及，Murphy's征阴性，肝、肾区无叩痛，肠鸣音无亢进，移动性浊音阴性。脊柱无畸形，四肢无畸形，双下肢无水肿。双下肢足背动脉搏动正常。肱二头肌反射正常，腹壁反射正常。

专科查体：痛苦面容，面部无畸形。右下牙疼痛，右侧口唇及舌部无明显触痛，未触及扳机点存在，右侧口唇部皮肤浅感觉无减退，伸舌居中，无明显舌肌萎缩及震颤。

辅助化验检查结果：心电图及胸片未见明显异常，血结果无明显异常。

入院诊断：原发性三叉神经痛。

二、治疗经过

1. 患者入院后遵医嘱给予疼痛科护理常规，二级护理，普通饮食，留陪床人，疼痛综合评估，静脉血栓栓塞风险评估。

2. 给予胞磷胆碱钠、甲钴胺营养神经，卡马西平、曲马多止痛。

3. 完善血生化检查及心电图、胸片检查，排除手术禁忌证。

4. 患者于 2019 年 8 月 6 日介入室行非血管 DSA 引导下三叉神经第 3 支感觉根射频温控热凝术 + 半月节毁损术，术前签署知情同意书。患者仰卧于治疗床上，C 型臂下辨认右侧卵圆孔，定位穿刺点，常规消毒，铺无菌洞巾。抽取 1% 利多卡因 10ml 于上述标记点进行局部麻醉后，应用 15cm 射频针于标记点进针，C 型臂下验证穿刺针进入右侧卵圆孔，拔出针芯观察有无血液流出，连接射频仪，测阻抗为 400Ω，行感觉测试，0.1mV 诱发原疼痛部位感觉，说明针尖位于三叉神经第 3 支位置，分别以 60℃、65℃、70℃各 60 秒进行射频热凝 1 次，75℃行射频热凝 60 秒 2 次。穿刺及热凝过程中患者述右侧下牙部疼痛、麻木，术中测右面部皮肤浅感觉减退，角膜反射存在，术程顺利，患者安返病房。

2019 年 8 月 8 日出院，指导患者继续口服镇痛药物，观察不良反应，避免着凉，避免劳累，2 周后复查，不适随诊。

出院诊断：原发性三叉神经痛。

三、临床护理

（一）护理评估

1. **健康史** 一般健康史、既往史，了解患者患病初期有无诱发因素。

2. **身体状况**

（1）生命体征、神志，是否出现面部皮肤粗糙、色素沉着、眉毛脱落等现象。

（2）了解患者疼痛发作时的性质、疼痛部位、疼痛持续时间和疼痛触发点。

（3）了解各项试验检查结果，如头颅平片、CT 和（或）MRI 检查。

3. **心理社会状况** 了解患者文化程度、对所患疾病的认识、心理状态及家庭经济状况等。

（二）护理问题

1. **舒适的改变** 与三叉神经受损引起的疼痛有关。

2. **焦虑** 与疼痛反复、频繁发作有关。

3. **相关知识缺乏** 缺乏治疗后和有关药物用法的知识。

4. **潜在并发症** 患侧麻木及痕迹反应、局部肿胀及渗血、感染。

5. 知识缺乏 缺乏三叉神经痛用药等相关知识。

（三）护理目标

1. 患者能够叙述诱发或加重疼痛的因素，并设法避免。

2. 解除患者的焦虑及恐惧情绪。

（四）护理措施

1. 一般护理

（1）避免诱因发作：①注意头、面部保暖，避免局部受冻、受潮，不用太冷、太热的水洗面；平时应保持心情愉快，情绪稳定，不宜激动，不宜疲劳熬夜，常听柔和音乐，心情平和，保持充足睡眠；②吃饭，漱口，说话，刷牙，洗脸动作宜轻柔。以免诱发扳机点而引起疼痛发。选择清淡、无刺激的软食，严重者可进食流质；③保持周围环境安静，室内光线柔和，避免因周围环境刺激而产生焦虑情绪，以致诱发或加重疼痛。

（2）疼痛护理：①观察患者疼痛的部位、性质，避免疼痛的原因与诱因；②与患者讨论减轻疼痛的方法与技巧，鼓励患者运用指导式想象、听轻音乐、阅读报刊杂志等，分散注意力，以达到精神放松、减轻疼痛；③遵医嘱联合使用止痛剂，并告知药物可能出现的不良反应。注意观察、预防、处理药物的不良反应。

（3）用药护理：指导患者遵医嘱正确服用止疼药，并告知药物可能出现的不良反应，如卡马西平可导致头晕、口干、恶心、步态不稳、肝功能损害、精神症状、皮疹和白细胞减少。有些症状可于数天后自行消失，患者不要随意更换药物或自行停药；而有些症状需立即停药处理，护士应观察、记录和及时通知医生。

（4）心理护理：护士详细地向患者讲解治疗的目的、方法及其注意事项，耐心回答患者提出的问题，安抚患者，解除患者的焦虑及恐惧情绪，帮助患者树立战胜疾病的信心。

2. 物理治疗患者的护理 向其介绍物理治疗的原理、功效及疗程，询问有无禁忌证；保持物理治疗室温湿度适宜，定时开窗通风；清洁患者治疗部位皮肤，冬天治疗部位注意保暖。

3. 射频介入治疗术前、术后护理

（1）术前护理：①按术前一般护理常规护理：做好心理护理，耐心细致地向患者介绍介入治疗的情况和注意事项，嘱患者治疗前穿着病员服，勿佩戴首饰、义齿及眼镜等物品，贵重物品请家属随身携带；②全面评估患者一般情况，血压控制情况，有无心肺功能异常，有无手术禁忌证，了解实验室检查结果，以及头颅 CT 或 MRI 检查结果；③患者进食清淡易消化饮食。

（2）术后护理：①密切观察患者生命体征，尤其是心率及血压情况，观察患者有无头痛、恶心、呕吐等情况，警惕颅内高压的发生，遵医嘱给予脱水剂或激素，提供安静舒适的环境；②做好伤口的观察及护理：观察伤口有无渗血渗液，若有应及时通知医生更换敷料，患者术后返回病房，遵医嘱给予冰袋冷敷穿刺点半小时，血肿严重者协助患者取患侧卧位，以达到压迫止血作用；③饮食护理：给予易消化饮食高蛋白、高维生素、易消化食物，忌生冷、产气、刺激性食物，饮食后应清洁口腔；④术后观察患者有无面部感觉障碍，出现咬肌无力、舌体麻木、咀嚼障碍时，应指导患者尽量用健侧咀嚼，并注意进食速度不宜过快，避免咬伤面颊和舌体，鼓励患者多做咀嚼运动，多做鼓腮吹气运动，多与他人交谈；⑤应用卡马西平时，密切关注患者的肝肾功能、电解质的结果，观察患者是否出现剥脱性皮炎；⑥嘱患者静卧6小时，针口72小时内避免接触水，以防止针口局部感染。

（五）护理评价

1. 患者疼痛感减轻，舒适感增强。

2. 患者能够避免诱因发作，减少疼痛发作频次。

3. 治疗后患者无不良反应及并发症的发生。

（六）健康教育

1. 疾病知识指导　告诉患者本病的临床特点与诱发因素，指导患者生活有规律，保持情绪稳定和健康心态，培养多种兴趣爱好，适当分散注意力；保持正常作息和睡眠；洗脸、刷牙动作宜轻柔；合理饮食，食物宜软、忌生硬、油炸食物，以减少发作频次。

2. 用药指导与病情监测　遵医嘱合理用药，口服止痛药遵医嘱逐渐减量，缓慢停药。如有残余痛及眩晕、步态不稳、精神症状及时到疼痛门诊复诊。

参 考 文 献

[1] 尤黎明，吴瑛. 内科护理学(第5版). 北京：人民卫生出版社，2012：838－840

[2] 刘俐，李芸，谢徐萍. 疼痛科护理手册. 北京：北京科学出版社，2015：215－222

[3] 韩济生，倪家骧. 临床诊疗指南·疼痛学分册. 北京：人民卫生出版社，2007：75－78

[4] 贺海丽，杨立强，等. CT引导下半月节低温等离子消融术治疗原发性三叉神经痛的临床观察. 中国医药导报，2019，16(22)：107－110

[5] 罗小翠. 三叉神经痛患者行神经阻滞治疗的观察及护理. 当代护士，2017，(1)：33－34

[6] 毛冬兰，印红梅，等. 三叉神经射频热凝术后并发症护理. 中西医结合护理(中英文)，2015，1(2)：101

病例 7　射频消联合针刀松解治疗"腰椎间盘突出症"患者的护理

一、一般资料

患者李××，男，30 岁。

主诉：腰痛 10 余年加重伴右下肢疼痛 2 年。

现病史：患者 10 年前受凉后出现腰痛，疼痛为持续性疼痛，无下肢放射痛，无翻身困难，在外未行特殊处理，腰痛无明显缓解，此后患者每于劳累后出现明显腰痛，经休息后能好转，未行系统治疗。2 年前患者无明显诱因腰痛再次加重，伴有右下肢侧疼痛，疼痛范围自右臀部沿大腿后侧至小腿肚及大腿前侧，无明显"跛行"及"踏棉感"，无大小便障碍，无腰部束带感。于 2019 年 7 月在"山东省省立医院"行"椎间孔镜下腰 4/腰 5 椎间盘突出髓核摘除减压术"治疗后右大腿后侧及小腿肚疼痛消失，大腿前侧仍感疼痛不适。今为求进一步治疗，来我院就诊，门诊以"腰椎间盘突出症"收入院。

患者发病以来，饮食可，睡眠正常，二便正常。体重未见明显变化。

既往史：既往体健；否认糖尿病、冠心病、高血压病等病史；否认肝炎、结核、伤寒等传染病病史；无重大外伤史及输血史；自述有"青霉素"过敏史；无食物过敏史；预防接种史不详。

体格检查：T：36.℃，P：90 次/分，R：20 次/分，BP：130/71mmHg。

患者青年男性，发育正常，营养中等，神志清楚，自主体位，检查合作。全身皮肤无黄染、无淤点、无出血点。全身浅表淋巴结未触及肿大。头颅发育正常，毛发分布均匀，眼睑无水肿，结膜无充血，巩膜无黄染，双侧瞳孔等大等圆，对光反射及调节反射存在，耳、鼻无异常，口唇无发绀，咽部无充血，扁桃体无肿大。颈软，无抵抗，颈静脉无怒张，气管居中，甲状腺无肿大。胸廓对称无畸形，双侧乳房对称，未触及明显包块。双肺呼吸音清晰，未闻及干、湿性啰音。心前区无隆起及凹陷，心界无扩大，心率 90 次/分，节律规整，各瓣膜听诊区无闻及病理性杂音。腹部平坦，腹软，无压痛，无反跳痛。肝、脾肋下未触及，Murphy's 征阴性，肝、肾区无叩痛，肠鸣音无亢进，移动性浊音阴性。脊柱无畸形,四肢无畸形,双下肢无水肿。双下肢足背动脉搏动正常。肱二头肌反射正常,腹壁反射正常。

专科查体:腰椎生理存在,腰椎活动未明显受限。腰椎无明显压痛,右侧臀中肌压痛(+),右侧臀上皮神经卡压点压痛(+)。直腿抬高试验:右(-)、左(-);双侧"4"字征:右(-)、左(-);双侧梨状肌牵拉试验:右(-)、左(-);双下肢腱反射:右(++)、左(++),双下肢肌力正常,双侧下肢深感觉未触及异常。

辅助检查(2019年7月17日):武警山东省总队医院腰椎MR:①腰3/4椎间盘膨出;腰4/5椎间盘突出;②腰椎退行性变。

入院诊断:

中医诊断:腰痛病(瘀血阻络)。

西医诊断:①腰椎间盘突出症;②腰椎间孔镜术后。

二、治疗经过

1. 疼痛科护理常规,医嘱留陪人,普通饮食,疼痛综合评估,Ⅱ级护理。

2. 完善三大常规、胸片、心电图、肝功能、肾功能、凝血常规等各项辅助检查。

3. 给予胞磷胆碱钠、甲钴胺营养神经,择日行C型臂引导下"复杂性针刀松解术+椎间盘射频微创消融术+普通臭氧注射术"。以上病情及治疗方案已向患者及家属讲明,均表示理解并配合治疗。

4. 入院后完善三大常规、心电图、胸片、腰椎MR等辅助检查,腰椎MR示:腰椎退行性变,腰3椎体后滑脱(Ⅰ°);腰3/4、腰4/5椎间盘膨出;腰3/4双侧侧隐窝轻度狭窄。给予改善微循环、营养神经、止痛等对症治疗。

5. 于2019年10月30日在介入室行DSA引导下"复杂性针刀松解术+腰3/4椎间盘射频消融术+侧隐窝臭氧注射术+普通臭氧注射术",术后给予七叶皂苷钠利水消炎、丹参活血化瘀及理疗。后于2019年11月5日在门诊治疗室行腰部复杂性针刀治疗。患者自诉腰部疼痛症状明显缓解,右臀部尚有不适,饮食睡眠可,二便正常。专科查体:腰椎生理存在,腰椎活动未明显受限。腰椎无明显压痛,右侧臀中肌压痛(-),右侧臀上皮神经卡压点压痛(-),直腿抬高试验:右(-)、左(-);双侧"4"字征:右(-)、左(-);双侧梨状肌牵拉试验:右(-)、左(-);双下肢腱反射:右(++)、左(++),双下肢肌力正常,双侧下肢深感觉未触及异常。

出院医嘱(2019年11月5日):①避风寒,调饮食,适劳逸,畅情志,加强腰臀腿部功能锻炼,增加肌肉力量;②半月后复查,不适随诊。

出院诊断:

1. 腰椎间盘突出症。

2. 腰椎间孔镜术后。

三、临床护理

（一）护理评估

1. **健康史**　一般健康史、既往史，询问患者职业、发病时间与诱因、腰痛性质和下肢痛性质。

2. **身体状况**

（1）观察患者步态以及腰椎活动受限程度、神经功能情况。

（2）评估患者疼痛的部位、性质、疼痛持续时间和压痛点。

（3）了解各项检查结果，如直腿抬高试验、直腿抬高加强试验、X线平片、CT检查、MRI检查。

3. **心理社会状况**　了解患者的文化程度，对所患疾病的认识、心理状态及家庭经济状况等。

（二）护理问题

1. **疼痛**　与椎间盘突出压迫神经有关。

2. **舒适的改变**　与腰椎活动受限、神经功能障碍有关。

3. **焦虑**　与疼痛严重影响工作和日常生活活动有关。

4. **相关知识缺乏**　缺乏治疗后康复训练知识和健康指导。

（三）护理目标

1. 减轻疼痛、改善心理状况，缓解焦虑、紧张等心理障碍。

2. 给予健康指导，维持疗效，预防复发。

（四）护理措施

1. **一般护理**　避免诱因发作：①卧硬床休息和制动，卧位时可消除体重对椎间盘的压力；制动可以减轻肌肉收缩力与椎间韧带对椎间盘所造成的压力；②下床活动时用手臂支撑帮助起身，应尽量避免弯腰，并佩戴腰围保护，避免再度扭伤；③日常活动量在不加重腰腿痛症状的情况下，应循序渐进，直至逐渐恢复正常活动。

2. **疼痛护理**

（1）观察患者疼痛的部位、性质，及时与医生沟通。

（2）与患者讨论减轻疼痛的方法与技巧，鼓励患者取舒适体位，分散注意力，以达到精神放松、减轻疼痛。

3. **用药护理**　指导患者遵医嘱正确服用镇痛药，密切观察有无药物不良反应。

4. **针刀松解、微创射频治疗的护理**

（1）治疗前：全面评估患者一般情况，血压控制情况，有无心肺功能异常，有无手术禁忌证，了解实验室检查结果，以及CT或MRI检查结果；手术治疗前嘱患者练习床上大小便。给予患者心理安慰，消除患者的紧张情绪。

（2）治疗后：严密观察生命体征，提供安静舒适的环境，术后平卧，逐步活动。

1）向患者解释下床活动目的，取得患者配合。

2）评估患者生命体征、有无活动性出血、肌力、机体活动能力。

3）若患者生命体征平稳，无活动性出血，肌力≥4级，机体活动能力≤2度，床头抬高至90°后患者无头晕，在护士的指导与协助下方可下床活动。身材高大、体重超重的患者需由两人协助下床活动。

4）妥善固定输液管路、各种引流管；保持各管路在位、通畅、避免逆流。抬高床头45°～60°，取半坐卧位10～20分钟。

5）协助患者取侧卧位，将双下肢移至床缘垂下，将患者的双手环抱护士的颈肩部，护士从患者的腋下环抱患者，膝关节稍弯曲，用力将患者扶坐起。协助患者床边坐起5～10分钟，观察患者有无面色改变、胸闷、心慌、头晕等症状。扶患者站立1～2分钟，无不适后再扶其行走；身体虚弱者扶住床栏沿床四周活动。活动时间视患者的体力、感觉而定。

6）上床前先让患者坐于床边，抬高床头45°～60°，患者双手环抱护士的颈肩部，护士从患者的腋下环抱患者，轻轻将患者侧卧躺下，将双下肢移至床上。

7）妥善固定输液管路、各种引流管，观察管道通畅情况。协助患者取舒适卧位。

8）记录护理记录单。

（3）复杂性针刀治疗术后三天之内勿洗浴，以防针眼感染。做好针眼处的观察及护理，观察有无渗血渗液，保持敷料清洁干燥，注意查看针眼处有无渗血或皮下血肿，如有则及时通知医生，对症处理。针刀治疗后6小时绝对卧床，仰卧位。治疗后3天卧床休息，限制活动。一周后指导患者加强腰背或臀围部肌肉锻炼，患者可下床活动，以站卧为主，禁止不必要的坐位，腰背部或臀围部肌肉锻炼每天照常进行，以身体出汗为标准。

5. 饮食护理　进食高蛋白、高维生素、易消化食物，忌刺激性食物。

6. 指导患者床上腰背肌功能锻炼　如飞燕式、五点支撑。

（五）护理评价

1. 患者疼痛感减轻，舒适感增强。

2. 患者能够逐步加强活动力度，不影响日常生活及工作。

3. 治疗后患者无不良反应及并发症的发生。

（六）健康教育

1. 疾病知识指导　使患者了解并维持正确的坐立姿势，保持腰椎正常生理弯曲，防止腰部肌肉劳损，延缓椎间盘退变。站立时尽量使腰部平坦伸直，收腹提臀，长时间固定同一姿势或重复同一动作时，定时调整姿势和体位，穿插简单的放松运动。

2. 日常生活指导　避免重体力劳动,放松休息,保持良好的生活习惯,避免穿高跟鞋、避免搬重物,饮食均衡、避免肥胖,教育患者戒烟。

参 考 文 献

[1] 尤黎明,吴瑛. 内科护理学(第5版). 北京:人民卫生出版社,2012:838-840

[2] 刘俐,李芸,谢徐萍. 疼痛科护理手册. 北京:北京科学出版社,2015:215-222

[3] 韩济生,倪家骧. 临床诊疗指南·疼痛学分册. 北京:人民卫生出版社,2007:139-142

病例8　射频治疗一例
"腰椎间盘突出症"患者的护理

一、一般资料

患者程××，女，61岁。

主诉：腰痛伴双下肢疼痛10余年。

现病史：患者10年前因扭伤出现腰痛，疼痛性质为酸痛，持续发作，站立及行走时加重，休息后减轻，伴双下肢放射痛，自臀部沿小腿后外侧放射至足底，无腰部束带感，无大小便异常，并逐渐出现间歇性跛行，咳嗽及劳累后加重，休息后减轻，自诉与天气、情绪无明显关系。平素予以电针理疗，效果不佳。2019年9月23日于"新矿集团中心医院"就诊，行腰椎及颈椎CT检查，诊断"腰椎间盘突出并椎管狭窄症"，建议手术治疗，患者未接受。今为求进一步治疗，特来我院就诊，门诊以"①腰椎间盘突出症；②颈椎病"收入院。患者发病以来，神志清，精神可，饮食、睡眠正常，二便正常。体重未见明显变化。

既往史："冠心病"病史3年，未系统治疗；"颈椎病"病史5年余，未系统治疗；"头痛"病史5年余，未系统治疗。否认高血压、糖尿病、冠心病等病史；否认肝炎、结核等传染病病史；无重大外伤、手术及输血史；未发现药物及食物过敏史；预防接种史不详。

体格检查：T：36.3℃，P：88次/分，R：21次/分，BP：117/76mmHg。

患者老年女性，发育正常，营养中等，神志清楚，自主体位，检查合作。全身皮肤无黄染、无淤点、无出血点。全身浅表淋巴结未触及肿大。头颅发育正常，毛发分布均匀，眼睑无水肿，结膜无充血，巩膜无黄染，双侧瞳孔等大等圆，对光反射及调节反射存在，耳、鼻无异常，口唇无发绀，咽部无充血，扁桃体无肿大。颈软，无抵抗，颈静脉无怒张，气管居中，甲状腺无肿大。胸廓对称无畸形，双侧乳房对称，未触及明显包块。双肺呼吸音清晰，未闻及干、湿性啰音。心前区无隆起及凹陷，心界无扩大，心率88次/分，节律规整，各瓣膜听诊区无闻及病理性杂音。腹部平坦，腹软，无压痛，无反跳痛。肝、脾肋下未触及，Murphy's征阴性，肝、肾区无叩痛，肠鸣音无亢进，移动性浊音阴性。脊柱无畸形，四肢无畸形，双下肢无水肿。双下肢足背动脉搏动正常。肱二头肌反射正常，腹壁反射正常。

专科查体：间歇性跛行，腰椎生理曲度变直，腰部后伸活动受限。双侧腰 3/4、腰 4/5、腰 5/骶 1 夹脊穴压痛（＋），右侧尤甚，双侧腰 3、腰 4 横突压痛（＋），双侧臀上皮神经卡压点压痛（－），右侧臀中肌压痛（＋），双侧秩边穴（＋），直腿抬高试验：右侧 60°（＋）、右侧 60°（＋），加强试验（＋），双侧"4"字征（－），右侧股神经牵拉试验（＋），双侧膝腱反射（＋＋），双侧跟腱反射（＋＋），双下肢肌力及肌张力可，双侧下肢深浅感觉未触及异常，病理征（－）。NRS 评分 6 分。

辅助化验检查结果：①2019 年 9 月 23 日（新矿集团中心医院）颈椎 CT 颈椎退行性变，颈椎生理曲度变直；②化验结果：肝功能、肾功能、血脂、电解质、葡萄糖测定（酶法）（2019 年 7 月 23 日）：总蛋白 65.40g/L，白蛋白 40.40g/L，球蛋白 25.50g/L，葡萄糖 4.79mmol/L，脂蛋白相关磷脂酶 A2 698.000↑U/L，肝功能、肾功能、血脂、电解质、葡萄糖测定（酶法）（2019 年 7 月 23 日）：钾 3.88mmol/L、钙 2.64↓mmol/L。胸片及心电图未见明显异常。

诊断：

1. 腰椎间盘突出症。

2. 颈椎病。

3. 头痛。

二、治疗经过

1. 疼痛科护理常规，Ⅱ级护理，普通饮食，医嘱留陪床人，疼痛综合评估，静脉血栓栓塞风险评估。

2. 完善各项辅助检查，行入院五项、心电图、胸片、肝功能、肾功能、凝血常规、四肢 B 超等，排除治疗禁忌证。

3. 给予胞磷胆碱钠、甲钴胺营养神经；普瑞巴林、曲马多止痛；艾司奥美拉唑镁肠溶片口服，保护胃肠黏膜。

4. 手术治疗过程　入院后完善辅助检查，给予营养神经等对症治疗，复查颈腰椎 MR 示：颈椎及腰椎 MR 示：颈、腰椎退行性变，颈 5/6 椎间盘突出，腰 2/3、腰 3/4、腰 4/5、腰 5/骶 1 椎间盘膨出并腰 4/5 右侧及腰 5/骶 1 双侧侧隐窝变窄及腰 5/骶 1 椎管狭窄。于 2019 年 10 月 12 日行非血管 DSA 引导下腰 4/5 椎间盘射频消融术＋神经阻滞麻醉，2019 年 10 月 14 日行颈周腧穴针刀松解治疗，术后患者疼痛缓解。

出院情况：患者自诉颈腰部及双下肢疼痛较前明显减轻，饮食睡眠可，二便正常。专科查体：双侧腰 3/4、腰 4/5、腰 5/骶 1 夹脊穴压痛（－），双侧腰 3、腰 4 横突压痛（－），双侧臀上皮神经卡压点压痛（－），右侧臀中肌压痛（＋－），双侧秩边穴（＋－），双侧直腿抬高试验（－），双侧"4"字征（－），双侧膝腱反射（＋＋），双侧跟腱反射（＋

＋)，双下肢肌力及肌张力可，双侧下肢深浅感觉未触及异常，病理征(－)。

出院医嘱：①嘱患者出院后注意饮食休息，避免受凉，加强腰、臀、腿部功能锻炼，增加肌肉力量；②半月后复查，不适随诊。

出院诊断：

1. 腰椎间盘突出症。

2. 颈椎病。

3. 头痛。

三、临床护理

(一)护理评估

1. 健康史　一般健康史、既往史，询问患者职业、发病时间与诱因、腰痛性质和下肢痛性质。

2. 身体状况

(1)观察患者步态以及腰椎活动受限程度、神经功能情况。

(2)评估患者疼痛的部位、性质、疼痛持续时间和压痛点。

(3)了解各项检查结果，如直腿抬高试验、直腿抬高加强试验、X线平片、CT检查、MRI检查。

3. 心理社会状况　了解患者文化程度，对所患疾病的认识、心理状态及家庭经济状况等。

(二)护理问题

1. 疼痛　与椎间盘突出压迫神经有关。

2. 舒适的改变　与腰椎活动受限、神经功能障碍有关。

3. 焦虑　与疼痛严重影响工作和日常生活活动有关。

4. 相关知识缺乏　缺乏治疗后康复训练知识和健康指导。

(三)护理目标

1. 减轻疼痛、改善心理状况，缓解焦虑、紧张等心理障碍。

2. 给予健康指导，维持疗效，预防复发。

(四)护理措施

1. 一般护理

(1)避免诱因发作：①卧硬床休息和制动，卧位时可消除体重对椎间盘的压力；制动可以减轻肌肉收缩力与椎间韧带对椎间盘所造成的压力；②下床活动时用手臂支撑帮助起身，应尽量避免弯腰，并佩戴腰围保护，避免再度扭伤；③日常活动量在不加重腰腿痛症状的情况下，应循序渐进，直至逐渐恢复正常活动。

2. 疼痛护理

(1)观察患者疼痛的部位、性质,及时与医生沟通。

(2)与患者讨论减轻疼痛的方法与技巧,鼓励患者取舒适体位,分散注意力,以达到精神放松,以减轻疼痛。

3. 用药护理　指导患者正确使用吲哚美辛栓镇痛药,密切观察有无出血、胃肠道反应等药物不良反应。术后使用 20% 甘露醇脱水剂,观察患者有无外渗、口渴、电解质紊乱等不良反应。

4. 治疗的护理

(1)治疗前:全面评估患者一般情况、血压控制情况,有无心肺功能异常,有无手术禁忌证,了解实验室检查结果及 CT 或 MRI 检查结果;手术治疗前嘱患者练习床上大小便。给予患者心理安慰,消除患者的紧张情绪。

(2)治疗后:严密观察生命体征,提供安静舒适的环境,术后平卧,逐步活动。治疗术后患者做好针眼处的观察及护理,观察有无渗血渗液,保持敷料清洁干燥。

首次下床活动护理规范如下:

1)向患者解释下床活动目的,取得患者配合。

2)评估患者生命体征、有无活动性出血、肌力、机体活动能力。

3)若患者生命体征平稳,无活动性出血,肌力≥4 级,机体活动能力≤2 度,床头抬高至 90° 后患者无头晕,在护士的指导与协助下方可下床活动。身材高大、体重超重的患者需由二人协助下床活动。

4)妥善固定输液管路、各种引流管;保持各管路在位、通畅、避免逆流。抬高床头 45°~60°,取半坐卧位 10~20 分钟。

5)协助患者取侧卧位,将双下肢移至床缘垂下,将患者的双手环抱护士的颈肩部,护士从患者的腋下环抱患者,膝关节稍弯曲,用力将患者扶坐起。协助患者床边坐起 5~10 分钟,观察患者有无面色改变、胸闷、心慌、头晕等症状。扶患者站立 1~2 分钟,无不适后再扶其行走;身体虚弱者扶住床栏沿床四周活动。活动时间视患者的体力、感觉而定。

6)上床前先让患者坐于床边,抬高床头 45°~60°,患者双手环抱护士的颈肩部,护士从患者的腋下环抱患者,轻轻将患者侧卧躺下,将双下肢移至床上。

7)妥善固定输液管路、各种引流管,观察管道通畅情况。协助患者取舒适卧位。

8)记录护理记录单。

5. 饮食护理　进食高蛋白、高维生素、易消化食物,忌刺激性食物。

6. 指导患者床上腰背肌功能锻炼　如飞燕式、五点支撑。

(五)护理评价

1. 患者疼痛感减轻,舒适感增强。

2. 患者能够逐步加强活动力度,不影响日常生活及工作。

3. 治疗后患者无不良反应及并发症的发生。

（六）健康教育

1. 疾病知识指导 使患者了解并维持正确的坐立姿势，保持腰椎正常生理弯曲，防止腰部肌肉劳损，延缓椎间盘退变。站立时尽量使腰部平坦伸直，收腹提臀，长时间固定同一姿势或重复同一动作时，定时调整姿势和体位，穿插简单的放松运动。

2. 日常生活指导 避免重体力劳动，放松休息，保持良好的生活习惯，避免穿高跟鞋、避免搬重物，饮食均衡、避免肥胖，教育患者戒烟。

参 考 文 献

［1］尤黎明，吴瑛. 内科护理学(第5版). 北京：人民卫生出版社，2012：838－840

［2］刘俐，李芸，谢徐萍. 疼痛科护理手册. 北京：北京科学出版社，2015：215－222

［3］韩济生，倪家骧. 临床诊疗指南·疼痛学分册. 北京：人民卫生出版社，2007：139－142

病例9 针刀松解联合射频微创消融治疗"神经根型颈椎病"患者的护理

一、一般资料

患者陈××，男，72岁。

主诉：颈部不适伴右上肢疼痛麻木2个月。

现病史：患者2个月前无明显诱因出现颈部疼痛伴右上肢疼痛麻木，上肢疼痛麻木沿上臂前外侧至前臂桡侧，无头痛、头晕，无活动障碍，疼痛性质为酸胀，呈持续性，放射到手指，疼痛影响夜间睡眠，不能入睡，在院外静脉输液8天（具体不详）症状无减轻，后行膏药外敷1个月，局部刮痧、拔罐、放血、局部封闭等治疗，颈部疼痛稍有减轻，仍有右上肢疼痛剧烈，影响夜间睡眠。疼痛晨起稍轻，午后至夜间加重；卧床休息加重，活动后稍轻。自服"芬必得"疼痛可稍减轻。今为求进一步系统治疗，特来我院就诊，门诊以"神经根型颈椎病"收入院。

既往史：既往体健，无重大病史可查。否认冠心病、高血压、糖尿病病史；否认肝炎、结核等传染病史；无重大外伤手术史；无输血史；未发现食物、药物过敏史；预防接种史不详。

体格检查：T：36.5℃，P：76次/分，R：19次/分，BP：140/86mmHg。

一般情况：发育正常，营养中等，神志清楚，自主体位。专科检查：颈椎生理曲度变直，颈椎活动度尚可，双侧风池穴、肩井穴、肩胛内角、天宗穴压痛（＋），叩顶试验（－），右侧夺命穴、肩贞穴、手三里压痛（＋），右侧臂丛神经牵拉试验（＋），椎间孔挤压试验（＋），双侧肱二头肌反射、肱三头肌腱反射对称存在（＋＋），双侧霍夫曼征（－）。

辅助化验检查结果：颈椎MRI（2019年11月12日）：颈椎退行性变：颈4/5、颈5/6、颈6/7椎间盘突出并相应水平椎管狭窄。颈椎CT（2019年10月21日，长清区人民医院）：颈椎生理曲度变直，颈4/5、颈5/6、颈6/7椎间盘突出。

诊断：神经根型颈椎病。

二、治疗经过

1. 疼痛科护理常规，Ⅱ级护理普通饮食，留陪床人，疼痛综合评估，静脉血栓，栓塞风险评估。

2. 完善三大常规、胸片、心电图、肝功能、肾功能、凝血常规等各项辅助检查，排除手术禁忌证。

3. 给予胞磷胆碱钠、甲钴胺营养神经，择日行非血管 DSA 引导下射频、针刀臭氧为主的综合治疗。

4. 针刀松解、射频、臭氧治疗经过　患者于 2019 年 11 月 14 日在介入治疗室行非血管 DSA 引导下"射频椎间盘微创消融术 + 椎间盘臭氧造影治疗术 + 神经阻滞麻醉"。术前以颈 4/5、颈 5/6 椎间隙左侧旁开 3cm 为标记点，并于 C 型臂引导下进行调整后，用 0.75% 碘伏无菌棉球以标记点为中心进行常规消毒，铺无菌洞巾。抽取 1% 利多卡因 20ml 并于上述标记点局部麻醉，使用 15cm 探针穿刺并于非血管 DSA 引导下精确定位，确认针尖刺入颈椎间盘内，注射 45% 臭氧各 3ml，观察间盘形态，为破裂椎间盘。行单极射频消融，测阻抗在正常范围内，分别以 60°、70°、80°各 1 分钟，90° 3 分钟，患者无双上肢放射麻木等不适症状，将射频针芯拔出，再注射 45% 臭氧各 3ml。无菌棉球按压 2 分钟，无渗出后用一次性无菌敷贴贴敷，术后平车推回病房。

患者 11 月 18 日再次行非血管 DSA 引导下"复杂性针刀松解术 + 臭氧注射术 + 局部浸润麻醉"，患者颈及右上肢疼痛明显减轻，NRS 评分由入院的 6 分降至 1 分，于 2019 年 11 月 20 日患者出院。出院指导患者进行颈部功能康复锻炼，半月后门诊复查。

出院诊断：神经根性颈椎病。

三、临床护理

（一）护理评估

1. 健康史

（1）一般健康史，营养状况。

（2）评估病史，询问患者的发病年龄及病情进展。

2. 身体状况

（1）生命体征、神志、有无发热和全身不适感。

（2）疼痛评估：疼痛程度，部位，性质，持续时间。

（3）了解各种实验检查结果，血常规、凝血常规、心电图等，了解有无手术禁忌证。

（二）护理问题

1. 疼痛　与颈椎退行性病理改变有关。

2. 舒适的改变　与疼痛及影响日常活动有关。

3. 潜在并发症　感染、出血、神经损伤、脑脊液漏、介入治疗不良反应等。

4. 知识缺乏　缺乏颈椎病用药等相关知识及颈部康复功能锻炼等知识。

（三）护理目标

1. 患者疼痛感消失或减轻。

2. 解除患者焦虑及恐惧情绪。

3. 能有效预防并发症的发生。

4. 患者合理描述自己的疼痛，掌握药物的不良反应，掌握康复功能训练。

（四）护理措施

1. 一般护理　避免诱因发作。颈椎病患者在工作中应该避免长时间吹空调、电风扇。由于颈椎病的发病是多种因素共同作用的结果，寒冷和潮湿容易加重颈椎病的症状，所以合理保持病房的温度 22～24℃，湿度 50%～60%，，以免加重患者的疼痛。

2. 疼痛护理

（1）观察患者疼痛的部位、性质，及时与医生沟通。

（2）与患者讨论减轻疼痛的方法与技巧，鼓励患者取舒适体位，分散注意力，以达到精神放松、减轻疼痛。

3. 用药护理　指导患者遵医嘱正确服用镇痛药，密切观察有无恶心、呕吐等药物不良反应。以下是患者住院期间应用镇痛药物：

（1）吲哚美辛栓：吲哚美辛栓、塞来昔布均属于非甾体抗炎药物。不良反应主要有：胃肠道反应、胃溃疡、胃出血及可能对肝肾功有损害。

注意：观察患者有无恶心呕吐，以及皮肤黏膜有无出血，密切观察患者的化验结果，了解肝肾功能情况。

（2）地佐辛：不良反应：最常见的是便秘、胃肠道反应，甚至严重时会造成呼吸抑制。注意：患者的大便情况，以及患者有无恶心、呕吐，密切监测患者的生命体征。

4. 饮食护理　进食高蛋白、高维生素、易消化食物，忌刺激性食物。

5. 针刀松解术和射频治疗术围术期护理

（1）术前护理

1）心理护理：尽管射频靶点热凝术（PIPFT）和针刀治疗是介入微创治疗，但大多数患者是初次接受手术治疗，对相关知识不了解，存在恐惧及排斥心理，担心术中疼痛难以忍受，术后效果不佳，应根据患者和家属的文化层次相应地给予解释，交代手术的必要性、安全性、创伤程度、预期效果及可能发生的并发症和术后恢复过程的注意事项，使之做好充分的心理准备。

2）术前训练：①术前给予气管、食管推移训练，防止手术损伤气管或食管，避免因牵拉不当引起的反射性咳嗽，其方法为指导患者示指、中指、无名指在皮外插入侧内脏鞘与血管间隙处持续向非手术侧推移，或是用另一手牵拉使气管推至中线一侧，初次练习 2~5 分/次，以逐渐延长至 15~20 分/次，训练 3~5 次/天；②术前 2 天给予手术体位训练，其方法为患者仰卧位，两肩胛部垫小枕，使颈部稍后伸但不要过度后伸，然后保持该体位 15~30 分钟，训练 2~3 次/天；③皮肤护理：术前 1 天用肥皂水反复清洁颈部皮肤，减少感染的机会，同时仔细观察穿刺局部皮肤有无红肿、硬结等感染表现，如有应及时做出相应处理。

（2）术中护理：①建立静脉通道，给予双鼻导管氧气 2L/min 吸入，心电监护，便于病情观察及意外情况的处理；②由于温控加热时，随着温度的升高患者会出现症状，如发热、发胀、发麻及疼痛的感觉，要及时安慰患者，使患者解除紧张心理，年老体弱和有高血压、冠心病的患者要重点观察患者的血压、心率、呼吸等，出现异常要及时报告医生。

（3）术后护理：并发症的护理：颈椎病是一种中、老年的常见病，颈椎术后患者由于伤口疼痛，吞咽困难，活动减少，抵抗力下降，容易引起感染，这也是颈椎病患者严重的并发症之一，对此采取以下护理措施：①保持敷料清洁干燥：嘱患者 72 小时内勿洗浴，保持针孔处清洁干燥，以防针孔部位感染。术后 24 小时内局部不宜热敷、理疗及按摩，防止手术部位水肿或血肿的发生；②密切观察患者的体温：患者体温高于 37.5℃，指导患者多饮水，每 4 小时测一次体温，高于 38℃应及时通知医生，及时采取药物降温和物理降温；③术后疼痛护理：术后及时进行疼痛评估，了解患者针刀松解治疗疗效，治疗术后配合非甾体抗炎药镇痛；④针刀治疗颈椎病要严防臂丛神经损伤，术后观察上肢的疼痛状况，一旦出现肢体刺痛麻木，及时通知医生。严重者可出现肌肉麻痹和萎缩无力，导致上肢功能的瘫痪。

（五）护理评价

1. 患者疼痛感减轻，舒适感增强。

2. 患者能避免诱因发作。

3. 治疗期间无感染发生。

（六）健康教育

1. 注意休息，避免劳累　颈椎病患者需定时改变头颈部体位，注意休息，劳逸结合。抬起头并向四周各方向适当地轻轻活动颈部，不要老是让颈椎处于弯曲状态。伏案工作不宜一次持续很长时间，超过 2 个小时以上的持续低头工作，则难以使颈椎椎间隙内的高压在短时间内得不到有效的恢复缓解，这样会加重加快颈椎的退变。

2. 正确佩戴颈托　告知患者术后坚持佩戴颈托的重要性，并教会患者正确使用颈托的方法：颈前托有凹槽，下颌部置于凹槽内，用小毛巾或绵垫垫在颈托与下颌及耳郭接触部位，以防压疮发生，术后要坚持佩戴 2 周。

3. 康复锻炼

(1)肢体锻炼:术后当天即可进行,其方法为拇指指对指,握拳然后用力伸指训练、上肢肌肉力量训练、上肢带肌及肩胛部活动范围训练,这 3 种方法练习 2 ~ 3 次/天,20 ~ 30 分/次。

(2)头手对抗训练:术后第 2 天指导患者双手分别置于头左右两侧,手掌鱼际及手指同时向头部一侧施力,使头颈向左或向右的一个方向转动,此时颈部肌肉处于紧张状态对抗来自手的施力,使头颈部在力的作用下仍保持固定不动,施力到最大限度时保持 10 秒,每天 3 ~ 5 次。

(3)颈部功能锻炼:术后 1 周,纤维环已逐渐修复,2 周后颈椎间盘已比较稳定,可脱去颈托,指导患者进行适度的颈部前屈、后伸、侧曲和侧转运动,开始时可单个动作运动 2 ~ 3 分钟,适应后再进行下一个动作,3 ~ 5 次/天,运动时动作应缓慢进行,以不感觉疲劳眩晕为度。

4. 教会患者颈部锻炼操　双手虎口叉腰,低头动作使颈部尽力接触第一领扣,仰头面部与屋顶平行;左及右歪头,耳垂尽量触到肩峰处。头左右旋转:先用头部旋转,再以下颌尽量接触肩峰。上述动作按节律反复进行 6 次。

5. 合理选择枕头　枕头高度按颈部长短决定,一般采用 11 ~ 15cm,枕芯软硬以舒适为准。枕头置于颈后,保持头部轻度后仰姿势,使其符合颈部的生理曲度。侧卧位时枕头应与肩同高,保持头与颈在一个水平面上。

参 考 文 献

[1] 方勇. 针刀松解治疗颈椎病要严防臂丛神经损伤. 实用疼痛学杂志,2006,2(3):171

[2] 胡根云. 射频消融髓核成形术治疗颈椎间盘突出症的护理与康复,2007,6(4):248

[3] 董一谕,颜景芳. 神经根型颈椎病的康复护理研究. 护士进修杂志,2005,20(6):553、554

[4] 朱龙云,王秋华等. 射频靶点热凝术治疗颈椎间盘突出的护理体会. 中国实用神经疾病杂志,2009,12(14):7 - 8

病例 10 针刀松解治疗
"肩关节周围炎"患者的护理

一、一般资料

患者王××，女，58岁。

主诉：右肩关节疼痛、活动障碍5个月余。

现病史：患者5个月余前无明显诱因出现右肩部疼痛，肩周为主，夜间明显，活动时疼痛加重，疼痛呈反复性，遇冷加重，得温痛减，疼痛与天气变化无关，休息后减轻，劳累后加重，曾于山东省中医院行多次针灸、口服中药治疗，效果不显，右肩活动范围逐渐减少，现为求系统治疗，来我院就诊，门诊以"肩周炎"收入院。

既往史：既往体健。否认有高血压病、糖尿病、冠心病等其他慢性病史；否认有结核、乙肝等传染病史；否认有重大外伤史及手术史；否认有输血史；未发现食物及药物过敏史；预防接种史不详。

体格检查：T：36.6℃，P：78次/分，R：19次/分，BP：132/75mmHg。

患者中年女性，发育正常，营养中等，神志清楚，自主体位，检查合作。全身皮肤无黄染、无淤点、无出血点。全身浅表淋巴结未触及肿大。头颅发育正常，毛发分布均匀，眼睑无水肿，结膜无充血，巩膜无黄染，双侧瞳孔等大等圆，对光反射及调节反射存在，耳、鼻无异常，口唇无发绀，咽部无充血，扁桃体无肿大。颈软，无抵抗，颈静脉无怒张，气管居中，甲状腺无肿大。胸廓对称无畸形，双侧乳房对称，未触及明显包块。双肺呼吸音清晰，未闻及干、湿性啰音。心前区无隆起及凹陷，心界无扩大，心率78次/分，节律规整，各瓣膜听诊区无闻及病理性杂音。腹部平坦，腹软，无压痛，无反跳痛。肝、脾肋下未触及，Murphy's征阴性，肝、肾区无叩痛，肠鸣音无亢进，移动性浊音阴性。脊柱无畸形，四肢无畸形，双下肢无水肿。双下肢足背动脉搏动正常。肱二头肌反射正常，膝腱反射正常，腹壁反射正常。巴氏征阴性，布氏征阴性。

神经科查体：肩关节活动障碍，前屈后伸受限，上举不能，肩井穴、肩胛内角、天宗穴压痛（+），双上肢肌力、肌张力正常，双上肢深浅感觉未见明显异常。双侧肱二头肌反射(+ +)，双侧肱三头肌腱反射(+)，双侧巴氏征(-)，双侧霍夫曼征(-)。双侧足背动脉搏动正常。

辅助化验检查结果：血常规无异常，颈椎 CT：颈椎生理曲度正常。

诊断：

中医诊断：痹症(气虚血瘀)。

西医诊断：肩周炎。

二、治疗经过

1. 疼痛科护理常规，Ⅱ级护理，低盐低脂饮食，留陪床人，疼痛综合评估。

2. 完善入院常规化验、心电图、胸部正侧位片等辅助检查。

3. 给予胞磷胆碱钠注射液静滴，甲钴胺营养神经。

4. 择日行 C 型臂引导下"复杂性针刀松解术 + 关节腔灌注术 + 关节腔减压术 + 普通臭氧注射术"。

于 2019 年 6 月 8 日(住院第 2 日)C 型臂引导下"复杂性针刀松解术 + 普通臭氧注射术"，松解肩部局部粘连配合臭氧局部消炎，从而缓解疼痛患者疼痛，治疗过程中生命体征平稳，无心慌，无头疼，无恶心、呕吐等不适症状。术后，疼痛缓解明显，疼痛 NRS 评分 1 分，无其他不适症状。

2019 年 6 月 18 日出院。出院后加强颈腰部肌肉锻炼，左肩关节被动活动为主，避免主动活动，避免受凉，避免劳累，2 周后复查，不适随诊。

出院诊断：肩周炎。

三、临床护理

(一)护理评估

1. 健康史　一般健康史、既往史，了解患者患病初期有无诱发因素。

2. 身体状况

(1)评估生命体征，肌肉痉挛，关节活动受限等急性剧烈疼痛表现。

(2)了解患者疼痛发作时的性质，疼痛部位，疼痛持续时间和疼痛触发点。

(3)了解各项试验检查结果，如关节镜检查，X 线检查。

3. 心理社会状况　了解患者的文化程度，对所患疾病的认识、心理状态及家庭经济状况等。

(二)护理问题

1. 疼痛　与肩部肌肉痉挛有关。

2. 舒适的改变　与关节活动受限引起的疼痛有关。

3. 焦虑　与疼痛反复、频繁发作有关。

4. 相关知识缺乏　缺乏对疾病的相关知识。

（三）护理目标

1. 患者疼痛减轻或消失。

2. 解除患者的焦虑及恐惧情绪。

3. 患者知晓疾病预防相关知识。

（四）护理措施

1. 一般护理

（1）休息：注意肩部保暖，平时应保持心情愉快，情绪稳定，不宜激动，不宜疲劳熬夜，保持充足睡眠。

（2）保持周围环境安静，室内光线柔和，避免因周围环境刺激而产生焦虑情绪，以致诱发或加重疼痛。

2. 饮食护理　低盐、低脂、富含维生素类、纤维类食物，选择清淡、无刺激的饮食。

3. 疼痛护理

（1）观察患者疼痛的部位、性质，了解疼痛的原因与诱因。

（2）与患者讨论减轻疼痛的方法与技巧，鼓励患者运用指导式想象、听轻音乐、阅读报刊杂志等，分散注意力，以达到精神放松，从而减轻疼痛。

4. 用药护理　指导患者遵医嘱正确服用非甾体类抗炎镇痛药，并告知药物可能出现的不良反应。有些症状可于数天后自行消失，患者不要随意更换药物或自行停药；而有些症状需立即停药处理，护士应观察、记录和及时通知医生。

5. 针刀松解、介入微创、射频治疗护理　治疗前询问患者有无晕针史，告知治疗目的及注意事项，治疗结束后观察局部有无出血、血肿等；严密观察生命体征，遵医嘱用药，观察伤口有无渗血渗液，24小时内避免洗澡，保持针眼处辅料清洁干燥，预防局部感染。

6. 推拿理疗　防止粘连，注意恢复关节功能，给予舒筋通络、活血化瘀、消炎止痛。

7. 心理护理　护士详细地向患者讲解治疗的目的、方法及其注意事项，用心回答患者提出的问题，安抚患者，解除患者的焦虑及恐惧情绪，帮助患者梳理战胜疾病的信心。

（五）护理评价

1. 患者疼痛感减轻，舒适感增强。

2. 患者能够避免诱因发作，减少疼痛发作频次。

3. 治疗后患者无不良反应及并发症的发生。

（六）健康教育

1. 恢复期可采取一些固定和镇痛的措施，如用三角巾悬吊，遵医嘱给予活血化瘀、理气止痛的药物，必要时中药热敷减轻疼痛等。

2. 指导患者进行肩关节功能锻炼，如手爬墙运动、拉毛巾疗法、双手抱头练习等，且控制好运动强度,防治产生意外损伤。

3. 合理饮食,保持乐观情绪,注意休息,保证睡眠,避免耗伤精神,过度劳倦。注意肩部保暖、季节变化,适时增减衣被,避免风寒湿邪侵袭。

4. 注重身体锻炼,增强体质,尤其注意肩关节活动锻炼,如打太极拳、游泳等。

参 考 文 献

[1] 韩济生,倪家骧. 临床诊疗指南·疼痛学分册. 北京:人民卫生出版社,2007:111 – 112

[2] 刘俐,李芸,谢徐萍. 疼痛科护理手册. 北京:北京科学出版社,2015:85 – 186

[3] 赵继军. 疼痛护理学. 北京:人民军医出版社,2010,3:325 – 327

[4] 李春蕊,张雯,樊碧发. 数字评分法(NRS)与口述评分法(VRS)在老年慢性疼痛患者中的比较,中国疼痛医学杂志,2016,22(9):683 – 685

[5] 祝才银. 小针刀松解术加肩关节内注射治疗肩周炎 154 例. 中医正骨,2011,23(1):62 – 64

[6] 马亚文. 康复锻炼配合健康教育对肩周炎患者生活质量的影响分析. 中西医结合心血管病电子杂志,2018,6(34):145 – 147

病例 11　针刀松解治疗
"肩袖损伤疼痛"患者的护理

一、一般资料

患者衣××,女,74岁。

主诉:左肩关节疼痛伴活动受限1个月余。

现病史:患者1个月余前无明显诱因出现左肩关节前屈、后伸、外展活动均受限,范围局限于肩前外侧及后侧,无上臂放射感,严重时影响睡眠,休息后疼痛无明显缓解,无局部淤血,无双上肢肌力下降,疼痛与天气变化无明显相关。于当地诊所行推拿及止痛药(具体药物不详),效果不佳。2019年12月13日来我院就诊行左肩MRI示:左侧肩关节及肩锁关节退行性变,符合左侧肩袖损伤MRI表现,左侧肩关节及周围滑膜囊、肱二头长头肌腱鞘少量积液。为进一步治疗,来我院就诊,门诊以"肩袖损伤"收入院。患者发病以来,饮食可,睡眠可,二便正常。体重未见明显变化。

既往史:"冠心病"病史8年余,平日口服"阿司匹林、盐酸曲美他嗪",病情控制可;"胃炎"病史10余年,间断服用药物治疗;"胆囊炎"病史10余年;"骨质疏松"病史,平素服用"骨化三醇"等药物治疗;"腰椎间盘突出"病史,1年前行"微创手术治疗"(具体不详)。2个月前因"前庭周围性眩晕"在神经内科住院治疗,现无明显头晕。

否认高血压病、糖尿病病史;否认肝炎、结核等传染病及慢性病病史。10年前因"子宫脱垂"行"子宫切除术";否认其他手术史、重大外伤史及输血史;无药物、食物过敏史;预防接种史不详。

体格检查:T:36.6℃,P:78次/分,R:19次/分,BP:132/75mmHg。

患者老年女性,发育正常,营养中等,神志清楚,自主体位,检查合作。全身皮肤无黄染、无淤点、无出血点。全身浅表淋巴结未触及肿大。头颅发育正常,毛发分布均匀,眼睑无水肿,结膜无充血,巩膜无黄染,双侧瞳孔等大等圆,对光反射及调节反射存在,耳、鼻无异常,口唇无发绀,咽部无充血,扁桃体无肿大。颈软,无抵抗,颈静脉无怒张,气管居中,甲状腺无肿大。胸廓对称无畸形,双肺呼吸音清晰,未闻及干、湿性啰音。心前区无隆起及凹陷，心界无扩大，心率78次/分，节律规整，各瓣膜听诊区无闻及病理性杂音。腹部膨隆，腹软，无压痛，无反跳痛。肝、脾肋下未触及，Murphy's征阴性，肝、肾区无叩痛，肠鸣音无亢进，移动性浊音阴性。脊柱无畸形，四肢无畸形，双下肢无水肿。双下肢足背动脉搏动正常。肱二头肌反射正常，膝腱反射正常，腹壁反射正常。巴氏征阴性，布氏征阴性。

专科查体：左肩部肌肉无萎缩，活动受限，外展80°，内收30°，上举70°，后伸10°，左侧肩峰外下缘压痛（+），肩前结节间沟压痛（+），肩胛冈后外侧角下压痛（+），坠落试验（-），左侧臂丛神经牵拉试验（-），搭肩试验（+），肱二头肌、肱三头肌腱反射（++），桡骨骨膜反射（++），膝腱反射（++），跟腱反射（++），病理反射未引出。双足背动脉搏动可，四肢肌力、肌张力可，深浅感觉未触及异常。

辅助化验检查结果：2019年12月13日（本院）：左肩MRI：左侧肩关节及肩锁关节退行性变，符合左侧肩袖损伤MRI表现，左侧肩关节及周围滑膜囊、肱二头长头肌腱鞘少量积液。

诊断：

1. 肩袖损伤。

2. 腰椎间盘突出。

3. 冠状动脉粥样硬化性心脏病。

4. 前庭周围性眩晕。

5. 慢性胃炎。

6. 慢性胆囊炎。

7. 骨质疏松症。

8. 子宫切除术后状态。

二、治疗经过

1. 疼痛科护理常规，Ⅱ级护理，普通饮食，留陪床人，疼痛综合评估。

2. 完善入院常规化验、心电图、胸部正侧位片等辅助检查。

3. 给予胞磷胆碱钠注射液静滴，甲钴胺营养神经。

4. 择日行C型臂引导下"复杂性针刀松解术+关节腔灌注术+关节腔减压术+普通臭氧注射术"。

于2019年12月18日（住院第2日）C型臂引导下"复杂性针刀松解术+关节腔灌注术+关节腔减压术+普通臭氧注射术"，松解肩部局部粘连配合臭氧局部消炎，从而缓解疼痛患者疼痛，治疗过程中生命体征平稳，无心慌，无头疼，无恶心、呕吐等不适症状。术后，疼痛缓解明显，疼痛NRS评分1分，无其他不适症状。

2019年12月28日出院，出院后加强颈腰部肌肉锻炼、左肩关节被动活动为主，避免主动活动，避免受凉，避免劳累，2周后复查，不适随诊。

出院诊断：

1. 肩袖损伤。

2. 腰椎间盘突出。

3. 冠状动脉粥样硬化性心脏病。

4. 前庭周围性眩晕。

5. 慢性胃炎。

6. 慢性胆囊炎。

7. 骨质疏松症。

8. 子宫切除术后状态。

三、临床护理

（一）护理评估

1. 健康史　一般健康史、既往史，了解患者患病初期有无诱发因素。

2. 身体状况

（1）有无外伤史，急性创伤，肩部剧烈疼痛表现。

（2）了解患者疼痛发作时的性质、疼痛部位、疼痛持续时间和疼痛触发点。

（3）了解各项试验检查结果，如 CT 和（或）MRI 检查。

3. 心理社会状况　了解患者的文化程度，对所患疾病、心理状态及家庭经济状况等的认识。

（二）护理问题

1. 疼痛　与肩部受损有关。

2. 舒适的改变　与肩关节受损引起的疼痛有关。

3. 焦虑　与疼痛反复、频繁发作有关。

4. 相关知识缺乏　缺乏治疗后自我保健知识。

（三）护理目标

1. 患者疼痛感消失或减轻。

2. 解除患者的焦虑及恐惧情绪。

3. 患者知晓疾病相关知识及预防护理。

（四）护理措施

1. 一般护理

（1）损伤的肌腱应得到充分的休息，并加强健侧肩部肌肉的锻炼。

（2）患者应避免做推压动作，而代之以牵拉活动。局部可使用膏药等外用药物治疗。

（3）平时应保持心情愉快，情绪稳定，不宜激动，不宜疲劳熬夜，常听柔和音乐，保持心情平和，保持充足睡眠。

2. 疼痛护理

（1）观察患者疼痛的部位、性质，了解疼痛的原因与诱因。

（2）与患者讨论减轻疼痛的方法与技巧，鼓励患者运用指导式想象、听轻音乐、阅读报刊杂志等方法，分散注意力，以达到精神放松、减轻疼痛。

3. 用药护理　指导患者遵医嘱正确服用镇痛药，并指导患者药物可能出现的不良反应。有些症状可于数天后自行消失，患者不要随意更换药物或自行停药。

4. 针刀松解、介入微创治疗护理　全面评估患者一般情况，血压控制情况等。严密观察生命体征，提供安静舒适的环境；观察伤口有无渗血渗液，若有应及时通知医生并更换敷料。

5. 饮食护理　进食低盐低脂易消化饮食，忌生冷、产气、刺激性食物。

6. 康复功能锻炼　原则是以被动活动为主，禁止主动活动。

（1）前屈上举：患者取平卧位，取下前臂吊带，用健侧肢体协助患肢，缓慢地将患肢抬高至头顶，停顿 10 秒，再缓慢将患肢落下。

（2）被动外展：患者取坐位，患肢手掌置于肚脐，为起始点，用健侧肢体协助患肢，缓慢的推动患肢手掌至拇指向后的叉腰动作，每次停留至少 10 秒。

（3）被动外旋：患者取坐位，患肢肘关节紧贴身体，用健侧手托住患肢前臂并将患肢手心朝上，缓慢的做水平外展、内收的动作，每次停留至少 10 秒。

7. 心理护理　护士详细地向患者讲解治疗的目的、方法及其注意事项，耐心回答患者提出的问题，安抚患者，解除患者的焦虑及恐惧情绪，帮助患者树立战胜疾病的信心。

（五）护理评价

1. 患者疼痛感减轻，舒适感增强。

2. 患者能够避免诱因发作，减少疼痛发作频次。

3. 治疗后患者无不良反应及并发症的发生。

（六）健康教育

1. 术后疼痛可采取一些固定和镇痛的措施，如用三角巾悬吊，遵医嘱给予活血化瘀、理气止痛的药物，必要时中药热敷减轻疼痛等。

2. 恢复期指导患者进行肩关节被动功能锻炼，如手爬墙运动、拉毛巾疗法、双手抱头练习等，且控制好运动强度，防治产生意外损伤。

3. 合理饮食，保持乐观情绪，注意休息，保证睡眠，避免耗伤精神，过度劳倦。注意肩部保暖、季节变化，适时增减衣被，避免风寒湿邪侵袭。

4. 注重身体锻炼，增强体质，尤其注意肩关节活动锻炼，如打太极拳、游泳等。

5. 用药指导与病情监测　遵医嘱合理用药，疼痛较重的可口服非甾体类消炎止疼药，并告诉患者用药注意事项，出现眩晕、步态不稳、精神症状应及时就医。

参 考 文 献

［1］韩济生，倪家骧．临床诊疗指南·疼痛学分册．北京：人民卫生出版社，2007

［2］刘俐，李芸，谢徐萍．疼痛科护理手册．北京：北京科学出版社，2015：109－112

［3］李春蕊，张雯．樊碧发．数字评分法（NRS）与口述评分法（VRS）在老年慢性疼痛患者中的比较．中国疼痛医学杂志，2016，22（9）：683－686

［4］林春强，梁慧，等．小针刀治疗肩袖损伤的临床疗效观察．中国医药指南，2019，17（21）：9－10

［5］朱凤涛．临床合理用药杂志．康复训练对运动性肩袖损伤微创术后患者肩关节功能恢复的影响，2018，11（2）：123－124

病例 12　针刀松解治疗
"偏头痛"患者的护理

一、一般资料

患者张××，女，43岁。

主诉：头痛反复发作20余年，加重1天。

现病史：患者20年前无明显诱因出现头痛，以左上眼眶、右太阳穴胀痛痛为重，左侧颈部酸楚不适，自行口服"脑清片"治疗可缓解，此后每于睡眠差时加重。1天前患者上述疼痛症状加重，夜间睡眠差，疼痛范围扩大致头顶、眼眶、太阳穴疼痛，头顶呈跳痛。恶心呕吐，不能正常进食，口服"布洛芬"等止痛药物效果不明显，今为求系统治疗，特来我院就诊，门诊以"偏头痛、颈椎病"收入院。患者自发病以来，饮食、睡眠差，二便调，体重无明显减轻。

既往史：既往2014年曾于我院行"甲状腺全切术"治疗，术后行131碘放射治疗，恢复可；否认肝炎、结核等传染病史；无其他重大外伤手术史；无输血史；对"青霉素"过敏；未发现食物及其他药物过敏史；预防接种史不详。

体格检查：T：37.2℃，P：76次/分，R：19次/分，BP：113/73mmHg。患者青年女性，发育正常，营养中等，神志清楚，自主体位，检查合作。全身皮肤无黄染、无淤点、无出血点。全身浅表淋巴结未触及肿大。头颅发育正常，毛发分布均匀，眼睑无水肿，结膜无充血，巩膜无黄染，双侧瞳孔等大等圆，对光反射及调节反射存在，耳、鼻无异常，口唇无发绀，咽部无充血，扁桃体无肿大。颈软，无抵抗，颈静脉无怒张，气管居中，甲状腺无肿大。胸廓对称无畸形，双侧乳房对称，未触及明显包块。双肺呼吸音清晰，未闻及干、湿性啰音。心前区无隆起及凹陷，心界无扩大，心率76次/分，节律规整，各瓣膜听诊区无闻及病理性杂音。腹部平坦，腹软，无压痛，无反跳痛。肝、脾肋下未触及，Murphy's征阴性，肝、肾区无叩痛，肠鸣音无亢进，移动性浊音阴性。脊柱无畸形，四肢无畸形，双下肢无水肿。双下肢足背动脉搏动正常。肱二头肌反射正常，膝腱反射正常，腹壁反射正常。巴氏征阴性，布氏征阴性。

专科查体：神志清，精神差，双侧上颌窦、额窦压痛（＋），颈椎生理曲度变直，颈椎活动度尚可，颈5/6、颈6/7左侧椎旁压痛（＋），左侧风池穴、双侧肩井穴、肩胛内角、天宗穴压痛（＋），叩顶试验（－），双侧臂丛神经牵拉试验（－），双侧肱二头肌反射（＋＋），双侧肱三头肌腱反射（＋＋），双侧巴氏征（－），双侧霍夫曼征（－）。双侧足背动脉搏动正常。

辅助化验检查结果：①鼻窦冠状位CT：示：副鼻窦炎，双侧下鼻甲肥大、鼻中隔偏曲；②化验结果：尿常规检查加沉渣：尿潜血±，白细胞23↑/μl，红细胞沉降率测定（血沉）：34↑mm/h，C－反应蛋白测定：5.61↑mg/L。胸片及心电图未见明显异常。

诊断：

1. 偏头痛。

2. 混合型颈椎病。

3. 甲状腺切除术后。

二、治疗经过

1. 疼痛科护理常规，Ⅱ级护理，普通饮食，医嘱留陪人，疼痛综合评估QOD，静脉血栓栓塞风险评估QW。

2. 完善各项辅助检查，行入院五项、心电图、胸片、肝功能、肾功能、凝血常规等排除治疗禁忌。

3. 给予胞磷胆碱钠营养神经，盐酸倍他司汀氯化钠注射液扩容止晕，盐酸氟桂利嗪胶囊治疗偏头痛止晕，地佐辛止痛。

4. 针刀松解治疗 于2019年9月25日（住院第2日）在局部麻醉＋心电监护术下，在介入室行患者于介入治疗室行非血管DSA引导下"复杂性针刀松解术＋普通臭氧注射＋局部浸润麻醉＋耳穴"综合治疗，患者在整个治疗过程中生命体征平稳，无心慌，无头疼，无恶心、呕吐等不适。治疗结束后，以平车推回病房。术后无其他不适症状。

5. 患者现疼痛范围和疼痛程度较入院前减轻，左上眼眶、右太阳穴胀痛较前明显缓解，NRS评分为1分，于2019年9月26日出院。出院指导患者嘱患者限制活动3天，刀口72小时内避免接触水，以防止针口局部感染。密切观察病情，及时对症处理，2周后复查，不适随诊。

出院诊断：

1. 偏头痛。

2. 混合型颈椎病。

3. 甲状腺切除术后。

三、临床护理

（一）护理评估

1. 健康史 一般健康史、家族史、既往史，了解患者患病初期有无诱发因素。

2. 身体状况

（1）生命体征，神志，有无不良情绪反应。

（2）了解患者疼痛发作的特点、频次和持续时间，是否存在因头痛而日常活动受限、胃部不适以及感光强烈等不适。

（3）了解患者服药情况及疗效。

3. 心理社会状况　　了解偏头痛对患者的情绪、睡眠、日常生活、工作和社交的影响；了解患者及家属对疾病及治疗方法的知晓和接受程度。

（二）护理问题

1. 疼痛　　与发作性神经血管功能障碍有关。

2. 焦虑　　偏头痛长期反复发作有关。

3. 睡眠障碍　　与偏头痛长期反复、剧烈发作和焦虑等情绪改变有关。

4. 潜在并发症　　缺乏偏头痛自我保健知识。

（三）护理目标

1. 患者诉疼痛消失或发作频次减少。

2. 患者正确服用药物能减轻疼痛，以及预防头痛发作。

3. 解除患者的焦虑及恐惧情绪。

4. 患者能有效预防并发症的发生。

（四）护理措施

1. 一般护理

（1）指导患者避免诱发因素。

（2）保证充足睡眠，注意劳逸结合，避免过度劳累。

（3）保持周围环境安静，室内光线柔和，避免因周围环境刺激而产生焦虑情绪，以致诱发或加重疼痛。

2. 饮食护理　　注意饮食的合理性，忌食酪胺含量高的易诱发偏头痛的食物，如巧克力、乳酪、柑橘、酒精类食物，多食富含维生素 B_1 的谷类、豆类食物以及新鲜水果、蔬菜等，戒烟酒。

（1）观察患者疼痛的部位、性质，了解疼痛的原因与诱因。

（2）与患者讨论减轻疼痛的方法与技巧，鼓励患者运用指导式想象、听轻音乐、阅读报刊杂志等，分散注意力，以达到精神放松、减轻疼痛。

3. 用药护理　　指导患者遵医嘱正确服用镇痛药，并告知药物可能出现的不良反应，嘱患者不要随意更换药物或自行停药，护士应观察、记录患者用药后反应。

4. 物理治疗的护理　　向其介绍不同物理治疗的原理、功效、及疗程，询问有无禁忌证；保持物理治疗室温湿度适宜，定时开窗通风；清洁患者治疗部位皮肤，冬天治疗部位注意保暖；治疗中密切观察患者治疗反应，避免出现电击伤、热损伤、机械伤等医源性损伤。

5. 疼痛护理

（1）观察疼痛部位、程度、性质及其他症状，遵医嘱用镇痛药，及时评估镇痛效果。

（2）与患者讨论减轻疼痛的方法与技巧，鼓励患者运用指导式想象、听轻音乐、阅读报刊杂志等，分散注意力，以达到精神放松、减轻疼痛。

6. 针刀松解术围术期护理

（1）术前护理

1）术前与患者进行交谈，耐心倾听其主诉，仔细观察患者对手术的接受方式、理解程度，对家属及患者提出的疑问给予解答，提供相关的知识及信息，交代术前注意事项，手术的目的、方法、过程、时间、麻醉方式、所需体位，术中可能经历的感觉，使患者了解有关知识，使患者身心放松，积极配合治疗，以更好地配合手术，并仔细收集和记录患者的证候资料，制订相应护理计划和应急措施。

2）询问患者有无药物过敏、晕针、检查手术部位皮肤有无破损、感染、红肿，嘱患者术晨正常进食，避免在饥饿状态时手术，以防术中晕针现象的发生。

（2）术中护理

1）建立静脉通道，给予双鼻导管氧气 2L/min 吸入，给予心电监护，便于病情观察及意外情况的处理。

2）病情观察：术中不断询问患者的感觉，了解有无不适。

局部麻醉药全身毒性反应的观察：局部麻醉药全身毒性反应是在使用了大量局部麻醉药或有可能发生局部麻醉药意外入血的情况下，出现下列临床表现应高度怀疑局部麻醉药的全身毒性反应：意识突然丧失，伴或不伴强直阵挛发作；循环系统：可能发生窦性心动过缓、传导阻滞、心脏停搏或室性心动过速。严密观察患者意识，心电监护心率、心律，观察患者有无心律不齐、心律失常等麻醉意外。

出血的观察：密切观察施术局部有无出血，判断出血性质，及时给予处理。如血液从针刀孔直接流出或溢出，医生起针后护士即将无菌棉球压在针刀孔处 3～5 分钟止血。如局部形成血肿，可先冷敷或加压止血，48 小时后改用热敷活血化瘀，促进淤血吸收。

晕厥的观察：晕针是针刀治疗的主要不良反应。因此，医生在施术时护士应严密观察患者心率、呼吸、血压、面色及表情，如患者出现头晕心慌、面色苍白、恶心呕吐、呼吸变浅、大汗淋漓或伴短暂意识丧失时，则为晕针发生，应立即告知医生停止治疗，迅速起针，取头低脚高平卧位，给予保暖，加大氧流量，点按人中、双内关、外关等穴位，按医嘱予以补液及升压药、呼吸兴奋剂等对症处理。

（3）术后护理

1）局部针眼处的观察：患者返回病房，查看针孔处有无渗血、渗液，敷料是否清洁干燥。嘱患者 3 天内勿洗浴，保持针孔处清洁干燥，以防针孔部位感染。术后 24 小时内局部不宜热敷、理疗及按摩，防止手术部位水肿或血肿的发生。

2）测量生命体征，密切监测生命体征：严密观察患者有无胸闷、憋气、进行性呼吸困难等症状，严密观察有无气胸并发症的发生。

3）观察神经所支配区域的运动、感觉及血运情况，并做好详细记录。

4）术后疼痛护理：术后及时进行疼痛评估，了解患者针刀松解治疗疗效。

5）轻微疼痛：绝大多数的针刀术后的患者，只有针刀口轻微的疼痛，对活动毫无影响，因为治疗点少，松解、剥离面较小，组织的敏感性又低，故疼痛极轻微。表现这样的疼痛多产生于本来对疼痛不大敏感的部位，如项部、腰背部等处。痛处无红、热的表现，即无炎症表现。处理这种疼痛不超过 3 天，3 天后则应基本恢复正常。对于这样的疼痛，自然无须处理。

6）监测血压，询问患者有无头痛等不适症状，观察患者有无口角歪斜、言语不清、剧烈头痛等，谨防高血压急症、脑血管疾病等的发生。

7）眩晕乏力的处理：为避免由于眩晕、乏力，进而发生晕倒以致跌伤的事件，一定要在针刀手术后休息或卧床观察 15 分钟，经测血压、脉搏正常后再离开医院。

8）出血预防：血友病患者和未确诊的血友病患者这类患者应特别注意，绝不可漏诊。这是最易发生出血的患者，而且一旦有出血发生，将较难处理。

出凝血时间、血小板正常术前应做常规检查，不能忽视。

9）物理治疗患者的护理：向其介绍不同物理治疗的原理、功效及疗程，询问有无禁忌证；保持物理治疗室温湿度适宜，定时开窗通风；清洁患者治疗部位皮肤，冬天治疗部位注意保暖；治疗中密切观察患者治疗反应，避免出现电击伤、热损伤、机械伤等医源性损伤。

10）心理护理及疼痛心理疗法：①减轻心理压力：护士应以同情、安慰和鼓励的态度支持患者，与患者建立相互信赖的友好关系。护士应鼓励患者表达疼痛时的感受及其对适应疼痛所做的努力，尊重患者对疼痛的行为反应；②转移注意力和放松练习：转移患者对疼痛的注意力和放松可减少其对疼痛的感受强度。常采用的方法有：参加活动：组织患者参加其感兴趣的活动，如唱歌、玩游戏、看电视、愉快地交谈、下棋、绘画等；音乐疗法：运用音乐分散患者对疼痛的注意力是有效的方法之一；③深呼吸：指导患者进行有节律地深呼吸，用鼻深吸气，然后慢慢从口中呼气，反复进行。

（五）护理评价

1. 患者诉头痛感减轻，舒适感增强。

2. 患者能够避免诱发因素，减少疼痛发作频次。

3. 治疗期间患者无不良反应及并发症的发生。

（六）健康教育

1. 帮助患者建立科学的偏头痛防治概念和目标。

2. 帮助患者保持健康的生活方式，寻找并采取有效措施避免各种偏头痛的诱因，如忌食酪胺含量高的易诱发偏头痛的食物，如巧克力、乳酪、柑橘、酒精类食物，注意气候变化、避免闪光、强电、噪声等刺激；女性患者月经期避免情绪紧张。

3. 指导患者积极采取减轻头痛的方法，充分利用非药物干预手段，如发作期卧床休息、脱离紧张的工作环境，保持环境安静、舒适、光线柔和；按摩、理疗等。

4. 嘱咐患者头痛严重发作应及时遵医嘱服用止痛药物，不能自行加大药物剂量，以免导致药物依赖性头痛。

参 考 文 献

[1] 刘俐，李芸，谢徐萍. 疼痛科护理手册. 北京：北京科学出版社，2015：215 – 222

[2] 韩济生，倪家骧. 临床诊疗指南·疼痛学分册. 北京：人民卫生出版社，2007：59 – 65

病例 13 针刀松解治疗"有根性疼痛症状的腰椎间盘突出症"患者的护理

一、一般资料

患者魏××，女，70 岁。

主诉：腰臀部及双下肢疼痛 5 年，加重 2 个月。

现病史：患者 5 年前无明显诱因出现腰部阵发性刺痛，无下肢放射痛，弯腰提物、行走活动及劳累后腰部疼痛加重，休息后减轻，疼痛与天气变化无明显相关，疼痛严重时自行口服止痛药(具体不详)可暂时缓解，多年来疼痛反复发作，未行系统治疗。2 个月前因无明显诱因出现腰臀部痛加重伴双下肢放射痛，疼痛范围由腰部沿臀部放射至足跟，未行系统治疗。今为求进一步治疗，来我院就诊，门诊以"腰椎间盘突出症"收入院。患者发病以来，饮食可，睡眠欠佳，二便正常。体重未见明显变化。

既往史：否认高血压、糖尿病、冠心病等病史；否认肝炎、结核、伤寒等传染病病史；2012 年因"甲状腺功能亢进"于"山东大学齐鲁医院"行"甲状腺切除术"，术后恢复可，无重大外伤及输血史；未发现药物及食物过敏史；预防接种史不详。

体格检查：T：36.6℃，P：80 次/分，R：19 次/分，BP：150/102mmHg。

患者老年女性，发育正常，营养中等，神志清楚，自主体位，检查合作。全身皮肤无黄染、无淤点、无出血点。全身浅表淋巴结未触及肿大。头颅发育正常，毛发分布均匀，眼睑无水肿，结膜无充血，巩膜无黄染，双侧瞳孔等大等圆，对光反射及调节反射存在，耳、鼻无异常，口唇无发绀，咽部无充血，扁桃体无肿大。颈软，无抵抗，颈静脉无怒张，气管居中，甲状腺无肿大。胸廓对称无畸形，双侧乳房对称，未触及明显包块。双肺呼吸音清晰，未闻及干、湿性啰音。心前区无隆起及凹陷，心界无扩大，心率80 次/分，节律规整，各瓣膜听诊区无闻及病理性杂音。腹部平坦，腹软，无压痛，无反跳痛。肝、脾肋下未触及，Murphy's 征阴性，肝、肾区无叩痛，肠鸣音无亢进，移动性浊音阴性。脊柱无畸形，四肢无畸形，双下无水肿。双下肢足背动脉搏动正常。肱二头肌反射正常，腹壁反射正常。

专科查体:腰椎生理曲度可,腰椎活动未明显受限。腰4~骶1棘间压痛(+),叩击痛(+),腰4/5、腰5/骶1夹脊穴压痛(+),左侧为重,双侧秩边穴压痛(+),双侧臀中肌压痛(+),双侧臀上皮神经卡压点压痛(-),双侧秩边穴压痛(+),双侧直腿抬高试验(+),双侧"4"字征(+),双侧梨状肌牵拉试验(-),双侧膝腱反射(++),双侧跟腱反射(++),双下肢肌力、肌张力可,双侧下肢深浅感觉未触及明显异常,病理征(-)。VAS 评分6分。

辅助化验检查结果:腰部 MR 结果:腰椎退行性变,腰3/4、腰4/5、腰5/骶1椎间盘膨,突出并腰4/5、腰5/骶1水平椎管及双侧隐窝狭窄。

诊断:

1. 腰椎间盘突出症。

2. 甲状腺术后。

二、治疗经过

1. 疼痛科护理常规,Ⅱ级护理,低盐低脂饮食,医嘱留陪床人,疼痛综合评估。

2. 完善各项辅助检查,如血常规、CRP、ESR、肝功能、肾功能、心电图、胸片等明确病情。

3. 给予胞磷胆碱钠营养神经,甘露醇脱水,择日行 C 型臂引导下"复杂性针刀松解术+脊髓和神经根粘连松解术+侧隐窝臭氧注射+椎间盘微创消融术+普通臭氧注射术"。

4. 针刀松解治疗 于2019年12月12日(住院第2日)在局部麻醉+心电监护术下,在介入室行非血管 DSA 引导下"腰5/骶1椎间盘微创消融术+复杂性小针刀治疗+普通臭氧注射术+脊髓和神经根粘连松解术+腰4/5、腰5/骶1双侧侧隐窝臭氧注射术",患者治疗过程中生命体征平稳,无心慌,无头疼,无恶心呕吐等不适症状。患者左掌指关节疼痛,于2019年12月17日在局部麻醉下,在介入室行"针刀松解术+普通臭氧注射术"。

5. 患者局部行2次复杂性针刀松解术后,腰臀部伴双下肢疼痛腰部疼痛不明显,双下肢无明显放射感,左侧第三掌指关节处无明显疼痛,较入院前明显缓解,NRS 评分为1分。

2019年12月23日出院。嘱患者出院后加强腰背肌锻炼,勿受凉,勿劳累,2周后复诊,不适随诊。

出院诊断:

1. 腰椎间盘突出症。

2. 腱鞘炎。

3. 甲状腺术后。

三、临床护理

(一)护理评估

1. 健康史　一般健康史,既往史,询问患者职业、发病时间与诱因、腰痛性质和下肢痛性质。

2. 身体状况、症状体征、辅助检查

(1)观察患者步态以及腰椎活动受限程度、神经功能情况。

(2)评估患者疼痛的部位、性质、疼痛持续时间和压痛点。

(3)了解各项检查结果,如直腿抬高试验、直腿抬高加强试验、X线平片、CT检查、MRI检查。

3. 心理社会状况　了解患者的文化程度、对所患疾病的认识、心理状态及家庭经济状况等。

(二)护理问题

1. 疼痛　与椎间盘突出压迫神经有关。

2. 舒适的改变　与腰椎活动受限、神经功能障碍有关。

3. 焦虑　与疼痛严重影响工作和日常生活活动有关。

4. 相关知识缺乏　缺乏治疗后康复训练知识和健康指导。

5. 知识缺乏　缺乏用药等相关知识。

(三)护理目标

1. 减轻疼痛、改善心理状况,缓解焦虑紧张等心理障碍。

2. 给予健康指导,维持疗效,预防复发。

(四)护理措施

1. 一般护理

(1)卧硬床休息和制动,卧位时可消除体重对椎间盘的压力;制动可以减轻肌肉收缩力与椎间韧带对椎间盘所造成的压力。

(2)下床活动时用手臂支撑帮助起身,应尽量避免弯腰,并佩戴腰围保护,避免再度扭伤。

(3)日常活动量在不加重腰腿痛症状的情况下,应循序渐进,直至逐渐恢复正常活动。

2. 疼痛护理

(1)观察患者疼痛的部位、性质,及时与医生沟通。

(2)与患者讨论减轻疼痛的方法与技巧,鼓励患者取舒适体位,分散注意力,以达到精神放松、减轻疼痛。

3. 用药护理　指导患者遵医嘱正确服用镇痛药吲哚美辛栓肛门给药，密切观察有无恶心、呕吐等药物不良反应。术后使用脱水剂甘露醇，应注意患者尿量的情况。

(1)吲哚美辛栓：不良反应：胃肠道反应，消化道溃疡；出血，食道炎和食道狭窄等，注意：严格掌握适应证，餐(中)后用药，避免肠道刺激。

(2)甘露醇：不良反应：观察有无脱水速度过快所致头痛、呕吐、意识障碍等低颅压综合征的表现，并注意与高颅压进行鉴别。

注意：选择较粗大的静脉给药，以保证药物能快速旋滴(125ml在15～30分钟滴完)注意观察用药后患者的尿量和尿液颜色，准确记录24小时出入量；定期复查尿常规、血生化和肾功能，观察有无药物结晶阻塞肾小管所致少尿、血尿、蛋白尿及血尿素氮升高等急性肾损伤的表现。

4. 饮食护理　进食高蛋白、高维生素、易消化食物、忌刺激性食物。

5. 针刀松解侧隐窝臭氧注射治疗的围术期护理　针刀治疗腰椎间盘突出症可分为椎管外松解术与椎管内松解术。椎管内松解术适合于腰腿痛或只有腿痛由神经根与周围组织粘连牵拉变形者采用椎管内松解脊神经，其作用机理是针刀对神经根(干)给予适度触激，利用其应激反应、神经根鞘膜受触激后出现的逃避反应使神经根与周围组织的粘连得以松解，卡压得以解除(局部应激反应)，全身应激反应：内源性镇痛物质如吗啡等物质分泌增多，受刺激的周围组织循环改善，使神经根水肿及无菌性炎症消退，达到治疗目的。

医用臭氧聚集在神经根管附近和硬膜囊前间隙内可以更加有效地缓解神经根受压所致的疼痛对神经及神经根周围产生的炎性组织液和细胞媒介成分如5－羟色胺缓激肽等其他致痛物质，产生分解中和作用臭氧还能刺激组织产生抗炎因子，刺激神经元发挥脑啡肽产生抗炎镇痛作用，产生类似于化学针灸的作用机制等还分别采用椎旁注射医用臭氧和抗炎药物(如可的松利多卡因等)进行对比研究，发现医用臭氧的疗效优于抗炎药物，并由此认为医用臭氧较抗炎药物具有更加确切的抗炎镇痛作用。臭氧局部注射后刺激抗氧化酶的过度表达，通过清除氧自由基镇痛；另外，臭氧通过与突出的髓核组织接触，使其中胶原纤维的蛋白多糖结构和纤维细胞结构破坏。

该患者为有根性疼痛症状的腰椎间盘突出症，采用椎管内松解术治疗后，针刀松解术加侧隐窝臭氧注射后，腰臀部伴双下肢疼痛腰部疼痛不明显，双下肢无明显放射感，双侧直腿抬高试验(－)，左侧第三掌指关节处无明显疼痛，疼痛较入院前明显缓解，NRS评分为1分。

(1)术前护理：①准确进行术前疼痛评估；②询问患者有无药物过敏、晕针、检查手术部位皮肤有无破损、感染、红肿，嘱患者术晨正常进食，避免在饥饿状态时手术，以防术中晕针现象的发生；③指导患者练习床上大小便，给予患者心理安慰，消除患者紧张情绪。

（2）术中护理：①建立静脉通道，给予双鼻导管氧气 2L/min 吸入，心电监护，便于病情观察及意外情况的处理；②病情观察：术中不断询问患者的感觉，了解有无不适；③局部麻醉药全身毒性反应的观察：局部麻醉药全身毒性反应是在使用了大量局部麻醉药或有可能发生局部麻醉药意外入血的情况下，出现下列临床表现应高度怀疑局部麻醉药全身毒性反应：意识突然丧失，伴或不伴强直阵挛发作；循环系统：可能发生窦性心动过缓、传导阻滞、心脏停搏或室性心动过速。严密观察患者意识，心电监护心率、心律，观察患者有无心律不齐，心律失常等麻醉意外；④出血的观察：密切观察施术局部有无出血，判断出血性质，及时给予处理。如血液从针刀孔直接流出或溢出，医生起针后护士即将无菌棉球压在针刀孔处 3~5 分钟止血。如局部形成血肿，可先冷敷或加压止血，48 小时后改用热敷活血化淤，促进淤血吸收；⑤晕厥的观察：晕针是针刀治疗的主要不良反应，因此，医生在施术时护士应严密观察患者心率、呼吸、血压、面色及表情，如患者出现头晕心慌、面色苍白、恶心呕吐、呼吸变浅、大汗淋漓或伴短暂意识丧失时，则为晕针发生，应立即告知医生停止治疗，迅速起针，取头低脚高平卧位，给予保暖，加大氧流量，点按人中、双内关、外关等穴位，按医嘱予以补液及升压药、呼吸兴奋剂等对症处理。

（3）术后护理

1）病情观察：严密观察生命体征。观察手术穿刺部位敷料是否清洁干燥，有无渗血渗液，若有及时通知医生并更换敷料。观察有无脑脊液外漏，观察患者有无头痛、恶心、呕吐、头晕等不适症状。观察患者有无尿潴留、大小便失禁等马尾神经损伤的症状。关注患者的化验检查结果。局部针眼处的观察：患者返回病房，查看针孔处有无渗血、渗液，敷料是否清洁干燥。嘱患者 3 天内勿洗浴，保持针孔处清洁干燥，以防针孔部位感染。术后 24 小时内局部不宜热敷、理疗及按摩，防止手术部位水肿或血肿的发生。关注患者的疼痛变化。

2）体位与活动指导：术后指导患者正确上下床：术后下床：患者俯卧位，身体小心侧卧，俯卧，两侧膝关节取半屈曲位，用手抵住床板、同时用肘关节将半屈的上身支起（膝肘位、膝手位），用臂力使身体离床，同时使半屈的髋、膝关节移至床边，站立。

术后上床（与下床方式相反）：双手支撑床面，双膝触床，缓慢俯卧，变换舒适体位。

协助患者首次下床。首次下床的患者应：先评估患者，若生命体征平稳，无活动性出血，疼痛评分≤3 分，肌力≥4 级，机体活动能力≤2 度，床头抬高 45°~60° 后患者无头晕，在护士的指导与协助下方可下床活动。身材高大、体重超重的患者需由二人协助下床活动。术后患者首次下床活动必须在护士的指导下进行，严格执行下床"三步曲"：第一步：抬高床头 45°~60°，取半坐卧位 3~5 分钟。第二步：协助患者取侧卧位，双下肢移至床缘垂下，患者的双手环抱辅助者的颈肩部，辅助者从患者的腋下环抱患者，膝关节稍弯曲，用力将患者扶坐起。协助患者床边坐起 3~5 分钟，观察患者有无面色改变、胸闷、心慌、头晕等症状。第三步：扶患者站立3~5分钟，无不适后再扶其行走，活动量以患者病情可耐受为原则。上床前先让患者坐于床边，抬高床头45°~60°，患者双手环抱辅助者的颈肩部，辅助者从患者的腋下环抱患者，轻轻将患者侧卧躺下，将双下肢移至床上。做好相关护理记录。术后一个月内少坐，建议患者站、走、勿久坐。

正确佩戴腰围。佩戴目的：稳固腰椎结构，支撑腰椎，保暖。佩戴时机：下床活动时佩戴，床上不佩戴（卧床时椎间盘承受压力为0，无需佩戴）。腰围大小：选用腰围宽度为20cm左右，以适合患者身材舒适度为宜。腰围材质：含钢板；软钢板；不含钢板。佩戴位置：腰围下缘于尾骨处。腰围松紧度：佩戴腰围时松紧度以能容进患者手指4指为宜。不宜过紧（避免影响肠道蠕动）。注意事项：因长期应用腰围可发生失用综合征、腰部肌力变差、腰围依赖感，所以腰围佩戴不应超过一个月。椎间孔镜髓核摘除术后患者选用含钢板腰围。术后24小时以后指导患者进行腰背肌锻炼。

3）并发症的观察：观察有无脑脊液外漏、神经损伤等并发症。

4）指导患者功能锻炼：平移五点式、五点支撑、飞燕式锻炼腰背肌。

6. 心理护理及疼痛心理疗法

（1）减轻心理压力：护士应以同情、安慰和鼓励的态度支持患者，与患者建立相互信赖的友好关系。护士应鼓励患者表达疼痛时的感受及其对适应疼痛所做的努力，尊重患者对疼痛的行为反应。

（2）转移注意力和放松练习：①参加活动：组织患者参加其感兴趣的活动，如唱歌、玩游戏、看电视、愉快地交谈、下棋、绘画等；②音乐疗法：运用音乐分散患者对疼痛的注意力是有效的方法之一；③深呼吸：指导患者进行有节律地深呼吸，用鼻深吸气，然后慢慢从口中呼气，反复进行。

（五）护理评价

1. 患者疼痛感减轻，舒适感增强。

2. 患者能够避免诱因发作，减少疼痛发作频次。

3. 治疗后患者无不良反应及并发症的发生。

（六）健康教育

1. 疾病知识指导　使患者了解并维持正确的坐立姿势，保持腰椎正常生理弯曲，防止腰部肌肉劳损，延缓椎间盘退变。站立时尽量使腰部平坦伸直，收腹提臀，长时间固定同一姿势或重复同一动作时，定时调整姿势和体位，穿插简单的放松运动。

2. 日常生活指导　避免重体力劳动，放松休息，保持良好的生活习惯，避免穿高跟鞋、避免搬重物、饮食均衡、避免肥胖，教育患者戒烟。

参 考 文 献

［1］韩济生，倪家骧．临床诊疗指南．北京：人民卫生出版社，2007：124－125

［2］唐世早，芮兵，许玮．医用臭氧介入治疗椎间盘突出症的临床应用研究．安徽医学，2010，31(1)：1305－1307

［3］黎新宪．针刀椎管内软组织松解术治疗腰椎间盘突出症．包头文学，2012，36(4)：212－214

［4］罗继琼，吴群英，邓亚军，等．临床优质护理对射频消融术联合臭氧治疗腰椎间盘突出症临床疗效影响的分析．实用临床医药杂志，2014，(8)：41－43

［5］李小寒，尚少梅．基础护理学(第6版)．北京：人民卫生出版社，2017：430－448

病例14 颈周腧穴针刀松解治疗"SAPHO 综合征患者耳后、颈、肩、锁骨疼痛"患者的护理

一、一般资料

患者孙××，女，59岁。

主诉：颈部外伤史40年，左耳后、颈、肩、锁骨灼痛12天。

现病史：患者曾于40年前颈部外伤史，24年前无明显诱因出现左上肢刀割样痛，伴上举困难，此后逐渐出现胸、背、肩、颈刀割样剧痛，咳嗽时加重，上侧躯体稍活动后即出现剧烈疼痛，伴颈部增粗，锁骨增粗变形，伴气短，夜间疼痛影响睡眠，九几年曾就诊于齐鲁医院行胸骨穿刺，考虑炎症，未确诊。2002年就诊于积水潭医院，考虑肋软骨炎，给予药物治疗，无明显效果，逐渐伴发右足拇趾低皮损，夏天较重，此后自行保健品治疗，推拿治疗，疼痛症状逐渐减轻，12天前患者无明显诱因出现左耳后疼痛，逐渐出现颈、肩、锁骨部持续性灼热痛、酸痛感，晨起较减轻，夜间加重，疼痛不影响睡眠，就诊于我院疼痛科，行左锁骨正侧位片示：左侧锁骨、胸锁关节、左侧第1前肋异常改变，不除外SAPHO综合征，请结合临床体征，进一步检查。胸部正侧位平片示：双肺纹理增多；双侧锁骨异常改变，请结合临床。未行系统治疗。今为求系统治疗，特来我院就诊，门诊以"①带状疱疹后遗神经痛；②SAPHO综合征"收入院。

既往史：既往2010年肺结核病史。否认冠心病、高血压等病史，否认肝炎、结核等传染病史，无其他重大手术、外伤史，无输血史，未发现药物及食物过敏史，预防接种随当地。

体格检查：T：36℃，P：79次/分，R：18次/分，BP：123/75mmHg。

患者中年女性，发育正常，营养中等，神志清楚，自主体位，检查合作。全身皮肤无黄染、无淤点、无出血点。全身浅表淋巴结未触及肿大。头颅发育正常，毛发分布均匀，眼睑无水肿，结膜无充血，巩膜无黄染，双侧瞳孔等大等圆，对光反射及调节反射存在，耳、鼻无异常，口唇无发绀，咽部无充血，扁桃体无肿大。颈软，无抵抗，颈静脉无怒张，气管居中，甲状腺无肿大。胸廓对称无畸形，双侧乳房对称，未触及明显包块。双肺呼吸

音清晰，未闻及干、湿性啰音。心前区无隆起及凹陷，心界无扩大，心率 79 次/分，节律规整，各瓣膜听诊区无闻及病理性杂音。腹部平坦，腹软，无压痛，无反跳痛。肝、脾肋下未触及，Murphy's 征阴性，肝、肾区无叩痛，肠鸣音无亢进，移动性浊音阴性。脊柱无畸形，四肢无畸形，双下肢无水肿。双下肢足背动脉搏动正常。肱二头肌反射正常，膝腱反射正常，腹壁反射正常。巴氏征阴性，布氏征阴性。

专科查体：疼痛部位未见明显水疱，左侧锁骨部位隆起处见淤斑，左锁骨上下略肿，压痛，颈椎无压痛，锁骨上无叩击痛，脊柱无畸形，四肢无畸形，双下肢无水肿。双下肢足背动脉搏动正常。肱二头肌反射正常，膝腱反射正常，腹壁反射正常。巴氏征阴性，布氏征阴性。

辅助化验检查结果：

1. 左锁骨正侧位片（2019 年 1 月 1 日本院）　示左侧锁骨、胸锁关节、左侧第 1 前肋异常改变，不除外 SAPHO 综合征，请结合临床体征，进一步检查。

2. 甲功五项（2019 年 1 月 2 日）　促甲状腺激素 4.260 ↑ μIU/ml，抗甲状腺过氧化物酶抗体 77.76 ↑ U/ml，抗甲状腺球蛋白抗体 2890.00 ↑ U/ml，红细胞沉降率测定（ESR）（仪器法）（2019 年 1 月 2 日）：血沉 53 ↑ mm/h。

诊断：

中医诊断：蛇串疮（肺气不降）。

西医诊断：

1. 带状疱疹后遗神经痛？

2. SAPHO 综合征？

二、治疗经过

1. 疼痛科护理常规，Ⅱ级护理，普通饮食，疼痛综合评估，静脉血栓栓塞风险评估。

2. 完善三大常规、胸片、心电图、肝功能、肾功能、凝血常规等各项辅助检查。

3. 给予抑制神经病理性疼痛药物及奥施康定止痛，静脉胞磷胆碱钠、甲钴胺营养神经治疗，给予中药补脾降肺，择日行针刀松解颈周腧穴针刀松解治疗。

4. 颈周腧穴针刀松解治疗　于 2019 年 10 月 25 日在局部麻醉 + 心电监护术下，于介入室行非血管 DSA 引导下行"颈背部复杂性针刀松解术 + 普通臭氧注射术 + 局部浸润麻醉"，以大椎、神道、脑户、双侧脑空穴、曲垣、天宗、右侧夺命、肩髃、肩髎穴、冈上肌止点、小圆肌止点、肱二头肌长头肌腱止点等为标记点，用 0.75% 碘伏无菌棉球以标记点为中心进行常规消毒，铺无菌洞巾。抽取 1% 利多卡因 5ml 并于上述标记点局部麻醉，后抽取由 2% 利多卡因 2ml + 维生素 B_6 200mg + 维生素 B_{12} 1mg 曲安奈德注射液 45mg + 醋酸泼尼松龙 125ng + 0.9% 生理盐水适量组成的消炎镇痛液，每处注射 3~5ml，于上述标记点（脑户穴除外）注射 45% 浓度臭氧，每穴各注射 5ml，臭氧注射操作完毕。再持 Ⅰ型 4 号针刀，刀口线与人体纵轴平行，刀体垂直于皮肤，分别在上述标记点快速进针,分别到达骨面,行针刀松解后,快速出针,迅速用无菌棉球按压针孔2分钟,针刀松解术操作完毕。患者治疗过程中生命体征平稳,无心慌,无头疼,无恶心呕吐等不适症状。术后患者颈、肩、左胸锁关节疼痛症状缓解明显,无其他不适症状。术后第4天出院,出院指导患者加强颈肩部肌肉肌锻炼,勿受凉,勿劳累,2周后复诊,不适随诊。

出院诊断:SAPHO综合征。

三、临床护理

(一)护理评估

1. 健康史　一般健康史,既往史,遗传史以及导致SAPHO综合征因素。

2. 身体状况、症状体征及辅助检查

(1)皮肤症状:典型的皮肤改变主要为掌跖部脓疱病和严重的痤疮,少部分患者可以有化脓性汗腺炎。

(2)注意:①实验室检查:血沉(ESR)、C - 反应蛋白(CRP)、类风湿因子(RF)、抗核抗体(ANA)、HLA - B27的检查;②影像学评估:骨扫描和CT等检查。

3. 心理社会状况　患者或家属对皮肤改变以及对疾病的变化的了解程度如何,其焦虑和担忧程度如何。

(二)护理问题

1. 疼痛　与SAPHO综合征引起的骨关节改变有关。

2. 舒适的改变　与疼痛及影响日常活动有关。

3. 焦虑与担心疾病预后有关。

4. 潜在并发症　感染、出血、神经损伤、脑脊液漏、介入治疗不良反应等。

(三)护理目标

1. 缓解关节疼痛,减轻患者精神,改善患者日常生活质量。

2. 保护患者关节功能,持续巩固关节康复的疗效。

3. 提供安全用药和随访的指导,提高患者治疗依从性。

(四)护理措施

1. 一般护理

(1)保持病室温湿度。

(2)注意患者一般的病情观察,及时观察患者有无皮肤的损害情况,如颜面、掌趾、足及胸背部等出现的皮肤红、肿、痛、破损及痤疮或脓疱疹的范围、大小和创面有无感染等情况。

(3)密切注意观察受损关节的疼痛强度部位、时间和伴随症状,以及关节的活动度等等。

（4）对于胸骨肥厚严重，伴有神经血管压迫症状者，如前胸压榨性疼痛，夜间加剧，应及时观察，发现异常及时通知医生进行处理。

（5）嘱患者加强营养，增加高蛋白和高热量食物摄取，促进组织修复。

（6）密切观察心理变化，加强沟通，及时给予必要的心理疏导，消除患者心理压力，加强患者配合治疗的信心。

2. 饮食护理

（1）禁食辛辣、刺激性食物，如：花椒、辣椒、韭菜、胡椒、香葱、姜等。

（2）禁食海鲜，如虾、蟹等。

（3）禁食有兴奋作用的食物，如咖啡、浓茶、可可等。这类食物兴奋神经，可造成失眠，加重痛痒。

（4）忌烟酒。

（5）宜食营养丰富，清淡、富含维生素的食物。

3. 关节症状的护理

（1）急性期活动的方法：卧床休息要求不宜睡软床，应卧硬板床，床垫薄厚适宜，枕头不宜过高。减少活动，卧床休息。

（2）缓解期的功能锻炼：指导患者加强关节周围肌肉的力量性锻炼，进行自主性锻炼的同时，还可以利用拐杖、步行器等协助活动，促进肌肉的协调运动和肌力的增强，并对关节康复的疗效进行积累性巩固。

（3）患者的日常活动原则：在日常生活中应做好对关节的保护，需做到以下几点：患者的关节活动姿势正确；关节用力适度；关节活动时需遵循以强助弱的原则；鼓励患者简化工作流程，以减少活动时间；鼓励患者使用适宜的工具，做到"以物代劳"，以减轻关节活动的强度。指导患者劳逸结合，避免关节活动过度。

4. 颈周腧穴针刀松解治疗护理

（1）治疗前询问患者有无晕针史，告知治疗目的及注意事项。

（2）保持敷料清洁干燥，嘱患者 72 小时内勿洗浴，保持针孔处清洁干燥，以防针孔部位感染。术后 24 小时内局部不宜热敷、理疗及按摩，防止手术部位水肿或血肿的发生。

（3）针刀治疗要严防臂丛神经损伤，术后观察上肢的疼痛状况，一旦出现肢体刺痛麻木，及时通知医生。严重者可出现肌肉麻痹和萎缩无力，导致上肢功能的瘫痪。

5. 用药护理　指导患者遵医嘱正确服用非甾体类抗炎镇痛药，并告知药物可能出现的不良反应。有些症状可于数天后自行消失，患者不要随意更换药物或自行停药；而有些症状需立即停药处理，护士应观察、记录和及时通知医生。

6. 心理护理

（1）护士应加强与患者及家属的沟通，给患者予家庭、社会支持。

（2）与患者交流时语速缓慢，态度和蔼，注意倾听。

（3）对患者表示理解同情，同时进行疾病及治疗宣教，取得患者家属配合。

（4）帮助患者认识自己的情绪反应与健康的关系，消除不良情绪，增强战疾病的信心。

（五）护理评价

1. 关节疼痛缓解。

2. 饮食、活动恢复正常。

3. 治疗后患者无不良反应及并发症的发生。

（六）健康教育

1. 在院期间的健康教育

（1）指导住院患者正确用药，积极配合医生治疗。

（2）注重对有关感染的知识宣教，使患者有效掌握对抗感染的知识，消除紧张焦虑心理。

（3）指导患者做好皮肤护理，避免局部皮肤感染的发生。

（4）对于关节疼痛的患者，应指导患者根据急性期的相关原则减少或者进行有效的关节和肌肉锻炼，促使患者重新建立生活的信心。

2. 出院患者的健康教育

（1）针对出院者加强用药的正确性及规律性的相关宣教，指导患者有效治疗，减少用药不良反应的发生，避免病情反复。

（2）询问患者家庭居住环境相关信息，给予患者居家环境相关指导，为患者回家休养提供良好舒适的环境。

（3）指导患者缓解期功能锻炼的相关注意事项，促进关节功能康复，提高患者的生活质量。

（4）针对患者的疑问给予有针对性的个体指导。

（5）强调出院后复诊的重要性，指导患者合理复诊，减轻患者的顾虑。

参 考 文 献

［1］韩济生，倪家骧．临床诊疗指南·疼痛学分册．北京：人民卫生出版社，2007

［2］刘俐，李芸，谢徐萍．疼痛科护理手册．北京：北京科学出版社，2015

［3］赵继军．疼痛护理学．北京：人民军医出版社，2010

［4］李春蕊，张雯，樊碧发．数字评分法（NRS）与口述评分法（VRS）在老年慢性疼痛患者中的比较．中国疼痛医学杂志，2016，22（9）：683－685

[5] 高爽,邓晓莉,李鑫,等. 中华风湿病学杂志. SAPHO 综合征骨受累特点综述,2019,23(4):269 - 272

[6] 马亚文. 康复锻炼配合健康教育对肩周炎患者生活质量的影响分析. 中西医结合心血管病电子杂志. 2018,6(34):145 - 147

病例 15　小针刀治疗
"背部疼痛"患者的护理

一、一般资料

患者孔××，男，70岁。

主诉：背部疼痛1年，加重3个月。

现病史：患者1年前因"食管癌术后"于当地医院行放疗治疗，之后感背部酸痛不适，无活动受限。未行特殊处理。2019年5月因"急性心肌梗死"于"曹县人民医院"行"心脏支架"手术，术后恢复可。3个月前出现背部疼痛症状加重，背部疼痛性质呈灼痛，双侧肩部偶有刺痛。疼痛严重影响日常生活，行"全身骨扫描"未见明显异常。现背部贴敷"芬太尼透皮贴"可缓解疼痛。现为求进一步系统治疗，门诊以"背部疼痛待查"收住院。患者自发病来，神志清醒，精神欠佳，饮食差，睡眠可，大小便无异常，体重无明显变化。

既往史："食管癌术后"7年。2019年5月因"急性心肌梗死"于"曹县人民医院"行"心脏支架"手术。否认有高血压病、糖尿病等其他慢性病史。否认有结核、乙肝等传染病史，否认有重大外伤史及手术史，否认有输血史。未发现食物及药物过敏史。预防接种史不详。

个人史：生于原籍，无长期外地居住史。无冶游史，有吸烟、饮酒史，吸烟30年，30支/天，已戒烟7年；间断饮酒。无疫区疫水接触史，无工业毒物、粉尘及放射性物质接触史。

婚育史：适龄婚育，育3女2子，配偶及孩子均健康。

家族史：父亲健在，母亲已故，死因不详。有1姐1弟，否认有家族遗传病史。

体格检查：T：36.5℃，P：76次/分，R：16次/分，BP：106/75mmHg。

患者老年男性，发育正常，营养不良，神志清楚，自主体位，检查不合作。全身皮肤无苍白、无淤点、无出血点。全身浅表淋巴结未触及肿大。头颅发育正常，毛发分布均匀，眼睑无水肿，结膜无充血，巩膜无黄染，双侧瞳孔等大等圆，对光反射及调节反射存在，耳聋，鼻无异常，口唇无发绀，咽部无充血，扁桃体无肿大。颈软，无抵抗，颈静脉无怒张，气管居中，甲状腺无肿大。胸廓对称无畸形，双侧乳房对称，未触及明显包块。双肺呼吸音清晰，未闻及干、湿性啰音。心前区无隆起及凹陷，心界无扩大，心率76次/分，节律规整，各瓣膜听诊区无闻及病理性杂音。腹部平坦，腹软，无压痛，无反跳痛。肝、脾肋下未触及，Murphy's征阴性，肝、肾区无叩痛，肠鸣音无亢进，移动性浊音阴性。脊柱无畸形，四肢无畸形，双下肢无水肿。双下肢足背动脉搏动正常。肱二头肌反射正常，膝腱反射正常，腹壁反射正常。巴氏征阴性，布氏征阴性。

神经科查体：平车推入病房，脊柱侧弯，患者因耳聋，双侧肩胛区压痛，胸椎棘间、椎旁压痛、相应椎体叩击痛，查体欠合作；背部浅感觉检查欠合作。四肢腱反射(＋＋)，四肢肌力、肌张力正常，双下肢无水肿，足背动脉搏动正常。

辅助检查：

1. 胸部 CT　示：食管肿瘤术后改变，双肺炎症，建议治疗后复查，右主支气管内异常密度，考虑癌栓可能，建议复查，双侧胸腔积液并双下肺膨胀不全；心包积液，左侧胸廓入口结构紊乱并异常密度，建议结合临床。左侧第一肋骨质密度异常，建议复查。

2. 血液检查　红细胞沉降率测定(ESR)(仪器法)(2019 年 8 月 2 日)：血沉：78 ↑ mm/h；血细胞分析(五分类)(2019 年 8 月 2 日)：红细胞计数：2.86 ↓ ×10^{12}/L，血红蛋白：80.0 ↓ g/L，肝功能、肾功能、血脂、电解质、葡萄糖测定(酶法)(2019 年 8 月 2 日)：总胆汁酸：15.10 ↑ μmol/L，直接胆红素：9.60 ↑ μmol/L，白蛋白：38.80 ↓ g/L，前白蛋白：57.30 ↓ mg/L，肌酐：55.00 ↓ μmol/L，钠：133.00 ↓ mmol/L，氯：91.10 ↓ mmol/L，钙：2.16 ↓ mmol/L；凝血常规(2019 年 8 月 2 日)：凝血酶原时间：14.30 ↑ 秒，凝血酶原活动度：68.80 ↓ %，凝血酶原比率：1.23 ↑，国际标准化比值：1.25 ↑，活化部分凝血活酶时间：43.90 ↑ 秒，活化部分凝血活酶比率：1.66 ↑，凝血酶时间：17.20 秒，凝血酶比率：0.98，纤维蛋白原：3.87 ↑ g/L，D - 二聚体：1.27 ↑ mg/L，纤维蛋白(原)降解产物：8.02 ↑ mg/L；甲功五项(2019 年 8 月 2 日)：游离三碘甲状腺素：1.53 ↓ pmol/L，血清游离甲状腺素 4.11 ↓ pmol/L，促甲状腺激素 >100.00 ↑ μIU/ml，抗甲状腺过氧化物酶抗体：34.78 ↑ U/ml，C - 反应蛋白测定(CRP)(免疫散射比浊)(2019 年 8 月 2 日)：C - 反应蛋白：98.6 ↑ mg/L。

3. 大便分析(急查)(2019 年 8 月 5 日)：潜血 弱阳性。

入院诊断：

1. 背痛原因待查。

2. 神经病理性疼痛。

3. 食管癌术后。

4. 心肌梗死 心脏支架术后。

二、治疗经过

1. 疼痛科护理常规，Ⅱ级护理，普通饮食，医嘱留陪人，疼痛综合评估 QOD，静脉血栓栓塞风险评估 QW。

2. 完善各项辅助检查，行入院五项、心电图、胸部 CT、肝功能、肾功能、凝血常规等排除治疗禁忌。

3. 给予胞磷胆碱钠营养神经，芬太尼贴敷止痛等药物治疗。住院期间，患者第 3 天出现发热，大便次数增多，大便不成形，贴敷芬太尼，背部无明显疼痛，多学科会诊，给予化验：真菌 D – 葡聚糖检测、曲霉菌血清学试验排除真菌和霉菌感染，动态 PCT 监测，无异常，遵医嘱给予蒙脱石散（思密达）、双歧杆菌乳杆菌三联活菌（金双歧）口服，会诊后，给予头孢哌酮钠舒巴坦钠（舒普深）静脉点滴，同时加强营养支持，密切关注体温变化。

泌尿外科会诊：①B 超测双肾输尿管膀胱残余尿检查、化验前列腺肿瘤系列；②口服盐酸坦索罗辛缓释胶囊（哈乐）0.2mg，1 次/日；宁泌泰 4 粒，3 次/日，口服；③泌尿外科随诊。

胸外科会诊：①复查肿瘤指标及胸部强化 CT，排除肿瘤局部复发及转移；②建议行右侧胸腔闭式引流术，向患者家属讲明，患者家属要求先行保守治疗，建议给予患者抗感染、化痰治疗，补充白蛋白，加强营养支持，主动排痰，复查胸部 CT。

4. 手术治疗经过　患者于 10 月 2 日在介入治疗室行"周围神经嵌压松解术 + 复杂性针刀松解 + 普通臭氧注射术"，患者诉背部疼痛较昨日未见减轻。

2019 年 10 月 8 日患者在介入治疗室行"第二次周围神经嵌压松解术 + 复杂性针刀松解 + 普通臭氧注射术"。患者术后第一天，患者诉背部疼痛有所缓解，纳眠可，小便正常。患者家属感患者目前病情稳定，要求出院，嘱患者目前肺部感染较重，需继续抗生素治疗，嘱签署自动出院告知书，出院后继续抗感染治疗。不适随诊。

出院诊断：

1. 放疗后疼痛。

2. 神经病理性疼痛。

3. 肺炎。

4. 胸腔积液。

5. 心包积液。

6. 食管癌术后。

7. 消化道出血。

8. 贫血。

9. 甲状腺功能减退。

10. 心肌梗死 心脏支架术后。

三、临床护理

（一）护理评估

1. 健康史

（1）患病及治疗经过：患病经过、诊治经过、目前状况、过敏史、手术史、相关病史等。

（2）心理-社会资料：对疾病的认识、心理状况、社会支持系统。

（3）生活史与家族史：个人史、生活方式、吸烟史。

2. 身体评估

（1）全身状态：生命体征（体温、脉搏、呼吸、血压），身高、体重、营养状况、淋巴结肿大等。

（2）头、颈部评估：如颈部肿物、声音嘶哑、吞咽困难、颈静脉怒张、面部水肿等。

3. 实验室及其他检查　血液检查：肿瘤标志物、血常规、血生化等。

（二）护理问题

1. 体温过高　与病原体感染后释放内、外源性致热源作用于体温中枢，导致温中枢功能紊乱有关。

2. 清理呼吸道无效　与咽喉部及气管受刺激、分泌物多及疼痛、放疗后喉头水肿有关。

3. 疼痛　与癌细胞浸润、肿瘤压迫或转移、手术有关。

4. 恐惧　不了解治疗计划及预感到治疗对机体功能的影响和死亡威胁有关。

5. 营养失调　低于机体需要量与癌症致机体过度消耗、食欲下降、摄入量不足有关。

6. 活动无耐力　与疼痛及患者机体消耗有关。

7. 潜在并发症　有皮肤完整性受损的危险，有放射性食管炎的危险，与接受放疗有关。

（三）护理目标

1. 疼痛程度减轻。

2. 能选择适当的护理措施保持呼吸道通畅。

3. 患者不发生出血或出血能被及时发现，并得到有效的处理。

4. 情绪稳定，能积极配合治疗与护理。

5. 能建立合理的饮食方式和结构，营养指标在正常范围内。

6. 活动量逐渐增加。

7. 患者并发症得到预防、及时发现和处理。

（四）护理措施

1. 一般护理　指导患者注意休息，体温能得到有效控制，逐渐降至正常范围，严密监测病情变化，严密监测患者的生命体征，重点观察体温的变化。注意发热的过程、热型、持续时间、伴随症状。根据病情确定体温测量的间隔时间。采取有效降温措施。

加强基础护理：发热患者应注意休息，高热患者应绝对卧床休息，以减少耗氧量。保持病室适宜的温湿度，定期通风换气，保持空气清新和流通。

2. 饮食护理　补充营养和水分：每天应保证足够的热量和液体的摄入。可给予高热量、高蛋白、高维生素、易消化的流质或半流质食物，保证 2000ml/d 液体的摄入，以维持水、电解质的平衡。必要遵医嘱静脉输液，以补充水分。

3. 口腔、皮肤护理　发热患者易并发口腔感染，应指导并协助患者在餐前、餐后、睡前漱口。病情严重或昏迷患者，给予特殊口腔护理。高热患者大量后，应及时用温水擦拭，更换浸湿的床单、被褥和衣裤，使患者舒适，防止皮肤继发感染。

4. 用药护理

（1）严格遵循镇痛药物应用原则：首选口服、按时给药、个体化给药、按阶梯给药。

（2）密切观察药物不良反应，出现问题及时通知医生并做好记录。非甾体抗炎药物不良反应有：胃肠道反应明显，胃溃疡，胃出血，对肝肾功有损害。阿片类药物不良反应有：恶心、呕吐，便秘，尿潴留，镇静，严重时会有呼吸抑制。

指导患者遵医嘱正确服用镇痛药、抗病毒药物，并指导药物的服药方法、注意事项和可能出现的不良反应，护士应观察、记录、通知医生。

5. 疼痛护理

（1）观察疼痛部位、程度、性质及其他症状，遵医嘱用镇痛药，及时评估镇痛效果。

（2）与患者讨论减轻疼痛的方法与技巧，鼓励患者运用指导式想象、听轻音乐、阅读报刊杂志等，分散注意力，以达到精神放松、减轻疼痛。

6. 营养失调

（1）指导患者进食高蛋白、高维生素易消化软食，多食水果和新鲜蔬菜，合理搭配动植物蛋白，必要时给予肠内、肠外营养。避免刺激性食物，禁饮浓茶。

（2）注意加强口腔护理，保持口腔的清洁，以增进食欲。

7. 针刀松解术围术期护理

（1）术前护理

1）术前与患者进行交谈，耐心倾听其主诉，仔细观察患者对手术的接受方式、理解程度，对家属及患者提出的疑问给予解答，提供相关的知识及信息，交代术前注意事项，手术的目的、方法、过程、时间、麻醉方式、所需体位，术中可能经历的感觉，使患者了解有关知识，使患者身心放松，积极配合治疗，以更好地配合手术，并仔细收集和记录患者的证候资料，制订相应护理计划和应急措施。

2）询问患者有无药物过敏、晕针、检查手术部位皮肤有无破损、感染、红肿，嘱患者术晨正常进食，避免在饥饿状态时手术，以防术中晕针现象的发生。

（2）术中护理

1）建立静脉通道，给予双鼻导管氧气 2L/min 吸入，心电监护，便于病情观察及意外情况的处理。

2）病情观察：术中不断询问患者的感觉，了解有无不适。

气胸的观察：严密观察患者有无胸闷、憋气、进行性呼吸困难等症状，严密观察有无气胸并发症的发生。

局部麻醉药全身毒性反应的观察：局部麻醉药全身毒性反应是在使用了大量局部麻醉药或有可能发生局部麻醉药意外入血的情况下，出现下列临床表现应高度怀疑局部麻醉药全身毒性反应：意识突然丧失，伴或不伴强直阵挛发作；循环系统：可能发生窦性心动过缓、传导阻滞、心脏停搏或室性心动过速。严密观察患者意识，心电监护心率、心律，观察患者有无心律不齐，心律失常等麻醉意外。

出血的观察：密切观察施术局部有无出血，判断出血性质，及时给予处理。如血液从针刀孔直接流出或溢出，医生起针后护士立即将无菌棉球压在针刀孔处 3 ~ 5 分钟给患者止血。如局部形成血肿，可先冷敷或加压止血，48 小时后改用热敷活血化淤，促进淤血吸收。

晕厥的观察：晕针是针刀治疗的主要不良反应，因此，医生在施术时护士应严密观察患者心率、呼吸、血压、面色及表情，如患者出现头晕心慌、面色苍白、恶心呕吐、呼吸变浅、大汗淋漓或伴短暂意识丧失时，则为晕针发生，应立即告知医生停止治疗，迅速起针，取头低脚高平卧位，给予保暖，加大氧流量，点按人中、双内关、外关等穴位，按医嘱予以补液及升压药、呼吸兴奋剂等对症处理。

（3）术后护理

1）局部针眼处的观察：患者返回病房，查看针孔处有无渗血、渗液，敷料是否清洁干燥。嘱患者 3 日内勿洗浴，保持针孔处清洁干燥，以防针孔部位感染。术后 24 小时内局部不宜热敷、理疗及按摩，防止手术部位水肿或血肿的发生。

2）测量生命体征，密切监测生命体征。严密观察患者有无胸闷、憋气、进行性呼吸困难等症状，严密观察有无气胸并发症的发生。

3）观察神经所支配区域的运动、感觉及血运情况并做好详细记录。

4）术后疼痛护理：术后及时进行疼痛评估，了解患者针刀松解治疗疗效。

5）监测血压，询问患者有无头痛等不适症状，观察患者有无口角歪斜、言语不清、剧烈头痛等，谨防高血压急症、脑血管疾病等的发生。

8. 物理治疗患者的护理　向其介绍不同物理治疗的原理、功效及疗程，询问有无禁忌证；保持物理治疗室温湿度适宜，定时开窗通风；清洁患者治疗部位皮肤，冬天治疗部位注意保暖；治疗中密切观察患者治疗反应，避免出现电击伤、热损伤、机械伤等医源性损伤。

9. 心理护理及疼痛心理疗法

（1）减轻心理压力：护士应以同情、安慰和鼓励的态度支持患者，与患者建立相互信赖的友好关系。护士应鼓励患者表达疼痛时的感受及其对适应疼痛所做的努力，尊重患者对疼痛的行为反应。

（2）转移注意力和放松练习：转移患者对疼痛的注意力和放松可减少其对疼痛的感受强度。常采用的方法有：①参加活动：组织患者参加其感兴趣的活动，如唱歌、玩游戏、看电视、愉快地交谈、下棋、绘画等；②音乐疗法：运用音乐分散患者对疼痛的注意力是有效的方法之一；③深呼吸：指导患者进行有节律地深呼吸，用鼻深吸气，然后慢慢从口中呼气，反复进行。

（五）护理评价

1. 患者体温逐渐恢复正常（<37.5℃），未发生并发症。

2. 是否能有效咳嗽，及时清理呼吸道分泌物，保持呼吸道通畅。

3. 能否有效运用减轻疼痛的方法，疼痛减轻或缓解。

4. 能否避免各种出血诱因，及时发现并得到处理。

5. 情绪是否稳定，能积极配合治疗与护理。

6. 能否建立合理的饮食方式和结构，营养指标在正常范围内。

7. 活动耐力是否增加。

8. 患者并发症是否得到预防、及时发现和处理。

（六）健康教育

1. 告知患者避免可能诱发或加重疼痛的因素，如情绪紧张。

2. 提倡健康的生活方式，指导患者生活规律，保证充足的睡眠，根据病情和体力，适量活动，增强机体抵抗力。注意个人卫生，特别是体质衰弱者，应做好口腔、皮肤黏膜的护理，防止继发性感染。指导患者运用适当的心理防御机制，保持乐观态度和良好的心理状态，以积极的心态面对疾病。注意休息，避免劳累。

3. 保持皮肤清洁，穿宽松棉质衣服，防止衣物摩擦，勤换衣服。

4. 多食高蛋白，高热量，富含维生素易消化饮食，禁食辛辣刺激食物，保持营养均衡。减少钠盐摄入，每天钠盐摄入量应低于6g，增加钾盐摄入，建议使用可定量的盐勺。

5. 用药指导　指导患者合理使用止痛药，并应发挥自身积极的应对能力，以提高控制疼痛的效果。嘱患者定期复诊，以监测病情变化和及时调整治疗方案。

参 考 文 献

[1] 韩济生，倪家骧．临床诊疗指南．北京：人民卫生出版社，2007：124－125

[2] 李小寒，尚少梅．基础护理学(第6版)．北京：人民卫生出版社，2017：430－448

[3] 尤黎明，吴瑛．内科护理学(第6版)．北京：人民卫生出版社，2017：653－655

病例16　针刀松解治疗
"背部疼痛"患者的护理

一、一般资料

患者王××，男，40岁。

主诉：背部疼痛10余年，加重1年。

现病史：患者10余年前劳累后出现背部疼痛，以右侧胸背部疼痛为重，疼痛性质为胀痛、板痛，劳累后加重，休息后减轻，于天气变化无明显相关，自诉与情绪变化有一定相关。曾在外院行HLA-B27阴性。未行系统治疗。1年前自觉背部疼痛加重，板滞不适，伴有全身疼痛不适，疼痛影响夜间睡眠。今为求进一步系统治疗，来我院就诊，门诊以"纤维肌痛"收入院。患者发病以来，饮食可，睡眠欠佳，二便同前。体重未见明显变化。

既往史：既往"失眠"病史10余年，"前列腺炎"病史10余年，"双膝关节炎"病史2年。有反复"双肩关节脱位"病史多年。否认高血压、冠心病、糖尿病病史，否认肝炎、结核病病史，否认其他手术、重大外伤及输血史，未发现食物及药物过敏史，预防接种史不详。

个人史：生于原籍，无外地久居史；无疫区、疫水接触史，无其他不良嗜好。否认冶游史。

婚育史：26岁结婚，育有2子，配偶及儿子体健。

家族史：父母体健，有2哥哥，均体健。否认家族遗传性疾病病史及传染性疾病病史。

体格检查：T：36.5℃，P：64次/分，R：16次/分，BP：116/61mmHg。

患者中年男性，发育正常，营养中等，神志清楚，自主体位，检查合作。全身皮肤无黄染、无淤点、无出血点。全身浅表淋巴结未触及肿大。头颅发育正常，毛发分布均匀，眼睑无水肿，结膜无充血，巩膜无黄染，双侧瞳孔等大等圆，对光反射及调节反射存在，耳、鼻无异常，口唇无发绀，咽部无充血，扁桃体无肿大。颈软，无抵抗，颈静脉无怒张，气管居中，甲状腺无肿大。胸廓对称无畸形，双侧乳房对称，未触及明显包块。双肺呼吸音清晰，未闻及干、湿性啰音。心前区无隆起及凹陷，心界无扩大，心率 64 次/分，节律规整，各瓣膜听诊区无闻及病理性杂音。腹部平坦，腹软，无压痛，无反跳痛。肝、脾肋下未触及，Murphy's 征阴性，肝、肾区无叩痛，肠鸣音无亢进，移动性浊音阴性。脊柱后凸，四肢无畸形，双下肢无水肿。双下肢足背动脉搏动正常。肱二头肌反射正常，腹壁反射正常。专科查体：神志清，精神可，查体合作。颈椎曲度可，胸椎后凸畸形，背部广泛压痛，双侧枕骨下肌肉附着处压痛(+)，双侧颈 5~7 横突间隙前侧压痛(+)，双侧斜方肌上缘中点压痛(+)，双肩胛冈内缘冈上肌起点压痛(+)，双侧第 2 肋骨与肋软骨连接部上面压痛(+)，双侧肱骨外上髁下缘 2cm 处压痛(+)，双侧臀外上象限，臀肌前皱襞处压痛(+)，双侧大转子突起的后缘压痛(+)，双侧膝关节间隙上方内侧脂肪垫处压痛(+)。四肢肌力、肌张力正常，深浅感觉未见明显异常。双侧 Hoffman 征(-)，双侧 Babinski 征(-)。颈软，脑膜刺激征(-)。

辅助检查：三酰甘油 5.37↑mmol/L，双肺纹理增多，请结合临床；双侧骶髂关节未见明显异常，请结合临床。

入院诊断：

中医诊断：痹症(气滞血瘀)。

西医诊断：

1. 纤维肌痛。

2. 失眠。

3. 膝关节炎。

4. 前列腺炎。

二、治疗经过

1. 疼痛科 Ⅱ 级护理，普通饮食，疼痛综合评估，静脉血栓栓塞风险评估。

2. 完善各项辅助检查，如血常规、CRP、ESR、肝功能、肾功能、HLA-B27、心电图、胸片、骶髂关节 X 片等，行腰椎 CT 明确诊断。

3. 给予胞磷胆碱钠促进代谢，丹参活血化瘀以及对症支持治疗。

4. 手术治疗经过　详细告知病情与治疗方案，签署知情同意书后，于住院第 3 日在局部麻醉+心电监护下，于介入室非血管 DSA 引导下"复杂性针刀松解术+普通臭氧注射术"，术后患者自诉背部疼痛有减轻，但仍有背部疼痛不适，同时自诉双膝关节有疼痛、无力，与患者沟通签署知情同意书后，在局部麻醉下行双膝关节关节腔减压术+关节腔灌注治疗术，术后关节疼痛消失。

住院第 8 日于介入室行非血管 DSA 引导下复杂性针刀松解术+普通臭氧注射术，术前签署知情同意书。术后患者诉背部疼痛较前明显减轻，于术后第 4 天出院，半月后复查。

出院诊断：

中医诊断：痹症(气滞血瘀)。

西医诊断：

1. 纤维肌痛。

2. 失眠。

3. 膝关节炎。

4. 前列腺炎。

三、临床护理

(一)护理评估

1. 健康史

(1)一般健康史，背部疼痛 10 余年，加重 1 年。

(2)评估病史，既往"失眠"病史 10 余年，"前列腺炎"病史 10 余年，"双膝关节炎"病史 2 年。有反复"双肩关节脱位"病史多年。

2. 身体状况

(1)生命体征，神志：患者中年男性，发育正常，营养中等，神志清楚，自主体位，检查合作。

(2)评估疼痛：背部胀痛，劳累后加重，休息后减轻，伴有全身疼痛不适，疼痛影响夜间睡眠，疼痛评分：7 分。

(3)了解各种实验检查结果，甘油三酯：5.37↑mmol/L，双肺纹理增多；双侧骶髂关节未见明显异常。侧枕骨下肌肉附着处压痛(+)，双侧颈 5~7 横突间隙前侧压痛(+)，双侧斜方肌上缘中点压痛(+)，双肩胛冈内缘冈上肌起点压痛(+)，双侧第 2 肋骨与肋软骨连接部上面压痛(+)，双侧肱骨外上髁下缘 2cm 处压痛(+)，双侧臀外上象限，臀肌前皱襞处压痛(+)，双侧大转子突起的后缘压痛(+)，双侧膝关节间隙上方内侧脂肪垫处压痛(+)。

3. 心理社会状况　评估患者心理状况良好。

(二)护理问题

1. 疼痛　与背部酸胀痛有关。

2. 焦虑/恐惧　与长期疼痛有关。

3. 相关知识缺乏　与缺乏相关用药知识有关。

(三)护理目标

1. 患者疼痛感消失或减轻。

2. 解除患者焦虑及恐惧情绪。

3. 患者能叙述诱发或加重疼痛因素，并设法避免诱发因素。

（四）护理措施

1. 疼痛护理 消除症状加重的诱因：①寒冷、潮湿环境；②躯体或精神疲劳；③睡眠不佳；④体力活动过度抑或过少；⑤焦虑与紧张。

2. 生活护理 注意劳逸结合，以安静休息为主，活动锻炼为辅，向患者和家属做好有关理疗、按摩、康复的健康宣教。

3. 饮食护理 易多吃蔬菜、水果、瘦肉、豆制品等清淡而富有营养的食物，勿食生冷不洁、不易消化的食物。

4. 用药护理 纤维肌痛属于中医痹病范围。治疗以安神养血、舒经通络、活血化瘀、行气止痛，以解除患者的疼痛和睡眠障碍，给予普瑞巴林降低神经兴奋及提高疼痛阈值，盐酸乙哌立松片（妙钠）缓解骨骼肌紧张度。告知药物可能出现的不良反应，护士应观察、记录、通知医生。

5. 心理护理 因在发病及临床表现中都有明显的心理障碍，医生应耐心解释、指导，注意心理治疗。

（五）护理评价

1. 患者疼痛感减轻，舒适感增强，疼痛评分2分。

2. 患者能避免诱因发作。

3. 治疗期间无不良反应及并发症的发生。

（六）健康教育

1. 指导患者避免诱因 ①寒冷、潮湿环境；②躯体或精神疲劳；③睡眠不佳；④体力活动过度抑或过少；⑤焦虑与紧张。

2. 劳动时注意提高防护意识，避免负重。

3. 用药指导 ①阿米替林：有明显焦虑者可并用艾司唑仑（舒乐安定）口服；②普瑞巴林；③度洛西丁：是一种5–羟色胺、肾上腺素的再摄取抑制剂，除了缓解疼痛外，对于焦虑、抑郁比较明显的患者有比较好的疗效；④环苯扎林：此药对FS患者肌痛、失眠有一定疗效；⑤氯丙嗪：睡前服，可改善睡眠，减轻肌痛及肌压痛。

4. 注意调整情绪，保持心情舒畅，保证充足睡眠。

参 考 文 献

[1] 韩济生，倪家骧. 临床诊疗指南·疼痛学分册. 北京：人民卫生出版社，2007，123–124

病例 17 小针刀治疗

"多关节疼痛"患者的护理

一、一般资料

患者高××，女，57岁。

主诉：多关节疼痛半年，加重2个月。

现病史：患者半年前洗衣服后突然出现双肩关节疼痛，左肩关节疼痛为主，第二天出现双膝关节疼痛，下蹲困难疼痛，左肩关节疼痛伴活动受限，前屈、后伸、外展活动均受限，范围局限于肩关节周围，无上臂放射感，疼痛进行性加重，就诊于济南市中心医院，给予药物治疗（具体不详），效果不显，后于当地门诊行封闭治疗，多关节疼痛好转2天，为求进一步系统治疗来我院就诊，于2018年10月13日。

门诊以"关节疼痛原因待查"收入院。入院后行颈椎、左膝、左肩关节 MRI 示：颈4/5、颈5/6、颈6/7椎间盘突出；符合左肩袖损伤 MRI 表现；左侧肱骨头异常信号灶，符合退行性变；左膝关节退行性变；考虑左膝关节外侧半月板前后角、内侧半月板后角退变；左膝髌骨软化症；左侧股骨外侧髁骨软骨炎；左膝关节周围软组织肿胀；左膝关节内侧软组织内多发迂曲血管，符合静脉曲张，给予消炎止痛抗风湿对症治疗，并于2018年10月19日、2018年10月22日于介入室分别行"左肩关节、左膝关节针刀松解＋臭氧注射术＋关节腔灌注＋关节腔减压"治疗，术后患者症状缓解出院。患者出院后一般情况可，2个月前患者无明显诱因左肩关节、左膝关节疼痛剧烈，伴左膝关节以下明显肿胀感，休息后缓解不明显，活动后加重，为求进一步系统治疗，特来我院就诊，门诊以"左肩袖损伤、膝关节骨性关节炎、类风湿性关节炎、高血压病"收入院。患者自发病以来，纳食可，睡眠差，二便调，体重无明显变化。

既往史：既往"高血压病"病史1年，血压最高至160/100mmHg，未规律监测血压；否认糖尿病、冠心病等病史；否认结核、肝炎等传染病史；无重大外伤及输血史；未发现食物、药物过敏史，预防接种史不详。

体格检查：T：36.3℃，P：80次/分，R：20次/分，BP：131/84mmHg。

患者中年女性，发育正常，营养中等，神志清楚，自主体位，检查合作。全身皮肤无黄染、无淤点、无出血点。全身浅表淋巴结未触及肿大。头颅发育正常，毛发分布均匀，眼睑无水肿，结膜无充血，巩膜无黄染，双侧瞳孔等大等圆，对光反射及调节反射存在，耳、鼻无异常，口唇无发绀，咽部无充血，扁桃体无肿大。颈软，无抵抗，颈静脉无怒张，气管居中，甲状腺无肿大。胸廓对称无畸形，双侧乳房对称，未触及明显包块。双肺呼吸音清晰，未闻及干、湿性啰音。心前区无隆起及凹陷，心界无扩大，心率80次/分，节律规整，各瓣膜听诊区无闻及病理性杂音。腹部平坦，腹软，无压痛，无反跳痛。肝、脾肋下未触及，Murphy's 征阴性，肝、肾区无叩痛，肠鸣音无亢进，移动性浊音阴性。脊柱无畸形，四肢无畸形，双下肢凹陷性水肿。双下肢足背动脉搏动正常。肱二头肌反射正常，腹壁反射正常。

专科查体：左肩部肌肉无明显萎缩，活动明显受限，外展80°，内收30°，上举90°，后伸20°，左侧肩峰上缘压痛（＋），肱骨大结节压痛（＋），肱骨小结节压痛（＋），坠落试验（－），左侧臂丛神经牵拉试验（－），搭肩试验（＋），左膝关节肿胀，畸形，双小腿肿胀，皮肤表面无发红，皮温不高，内外侧膝眼及膝关节外侧压痛明显，过伸过屈试验（＋）、浮髌试验（＋）、髌骨研磨试验（＋）、旋转研磨试验（＋）、前后抽屉试验（－），内外侧应力试验（－）。肱二头肌、肱三头肌腱反射（＋＋），桡骨骨膜反射（＋＋），膝腱反射（＋＋），跟腱反射（＋＋），病理反射未引出。双足背动脉搏动可，四肢肌力、肌张力可，深浅感觉未触及异常。

辅助检查：2018年10月16日山东省千佛山医院颈椎、左肩、左膝 MR 颈椎退行性变，颈4/5、颈5/6、颈6/7椎间盘突出，符合左肩袖损伤 MRI 表现。左侧肱骨头异常信号灶，符合退行性变，左膝关节退行性变，考虑左膝关节外侧半月板前后角、内侧半月板后角退变，左膝髌骨软化症，左侧股骨外侧髁骨软骨炎，左膝关节周围软组织肿胀，左膝关节内侧软组织内多发迂曲血管，符合静脉曲张。

2019年4月8：C-反应蛋白：7.11↑：mg/L，电解质、肝功能、肾功能、血脂、葡萄糖测定：碱酯酶：13097.0↑U/L，总蛋白：55.70↓g/L，白蛋白：37.10↓g/L，球蛋白：18.60↓g/L，前白蛋白：159.20↓mg/L，肌酐：39.00↓μmol/L。

入院诊断：

中医诊断：痹症（气滞血瘀）。

西医诊断：

1. 肩袖损伤。

2. 膝关节骨性关节炎。

3. 类风湿性关节炎。

4. 高血压病。

二、治疗经过

1. 疼痛科Ⅱ级护理，完善三大常规、血生化、心电图、胸片等辅助检查。

2. 给予胞磷胆碱钠注射液静脉滴注，甲钴胺营养神经。

3. 2020年4月8日患者诉2个月前无明显诱因出现左下肢疼痛肿胀明显，面部眼睑肿胀明显，请多学科会诊：综合全科室意见，考虑下肢肿胀血栓性浅静脉炎，积极改善微循环、抗感染治疗，同时积极抗风湿治疗，观察患者病情变化，配合必要的情绪调节、心理疏导。

4. 2020年4月8日行非血管DSA引导下"左上肢复杂性针刀松解术＋关节腔灌注术＋关节腔减压术＋臭氧注射术"，患者在整个治疗过程中生命体征平稳，无心慌，无头疼，无恶心呕吐等不适。治疗结束后，以平车推回病房。术后6天患者出院患者自诉左肩关节、左膝关节疼痛明显减轻，负重下左膝稍感不适，嘱出院后继续口服消炎止痛药物，2周复查血沉、肝肾功能，勿受凉，勿劳累，2周后复诊，不适随诊。

出院诊断：

中医诊断：痹症（气滞血瘀）。

西医诊断：

1. 肩袖损伤。

2. 膝关节骨性关节炎。

3. 类风湿性关节炎。

4. 高血压病。

三、临床护理

（一）护理评估

1. 健康史　一般健康史、既往史，了解患者患病初期有无诱发因素。

2. 身体状况

（1）有无外伤史，急性创伤，肩部剧烈疼痛表现。

（2）了解患者疼痛发作时的性质、疼痛部位、疼痛持续时间和疼痛触发点。

（3）了解各项试验检查结果，如CT和（或）MRI检查。

3. 心理社会状况　了解患者的文化程度，对所患疾病、心理状态及家庭经济状况等的认识。

（二）护理问题

1. 疼痛　与肩部受损、膝关节炎症有关。

2. 舒适的改变　与肩关节受损引起的疼痛、膝关节肿胀疼痛有关。

3. 焦虑　与疼痛反复、频繁发作有关。

4. 相关知识缺乏　缺乏治疗后自我保健知识。

（三）护理目标

1. 患者疼痛感消失或减轻。

2. 患者焦虑/恐惧程度减轻，心理和生理舒适感增加，能积极配合治疗及护理。

3. 患者知晓疾病相关知识及预防护理。

（四）护理措施

1. 一般护理

（1）休息：注意肩部保暖，平时应保持心情愉快，情绪稳定，不宜激动，不宜疲劳熬夜、常听柔和音乐，心情平和，保持充足睡眠。

（2）饮食：低盐低脂富含维生素类，纤维类食物，选择清淡、无刺激的饮食，控制体重，避免进食高热量、高脂肪食物如高糖、油炸食品，以免增加关节的负荷。

（3）鼓励患者坚持康复锻炼，组织患者集体学习疾病的防治知识或座谈会，增加患者的信心。帮助患者认识疾病，掌握自我护理方法，恰到好处地运用休息、锻炼、理疗和药物等多种方面的治疗、护理手段，为患者减轻痛苦，促进关节病的恢复，保持关节功能。

2. 疼痛护理

（1）评估患者疼痛，了解关节疼痛的部位，疼痛的性质，了解疼痛的原因与诱因。

（2）与患者讨论减轻疼痛的方法与技巧，鼓励患者运用指导式想象、听轻音乐、阅读报刊杂志等，分散注意力，以达到精神放松、减轻疼痛。

3. 用药护理　指导患者遵医嘱正确服用消炎止疼药和抗风湿药物，注意观察非甾体消炎药及免疫抑制剂药物疗效和不良反应，并告知药物可能出现的不良反应。有些症状可于数天后自行消失，患者不要随意更换药物或自行停药；而有些症状需立即停药处理，护士应观察、记录和及时通知医生。

4. 针刀松解术治疗护理

（1）术前护理

1）协助患者做常规检查：如血、尿、出凝血时间，心、肝、肾功能检查，拍 X 光片，必要时做 CT 或 MRI 影像学的检查等。以便于医生严格掌握手术适应证，为手术提供定位学诊断依据。

2）做好术前评估，若患者血压高且情绪紧张者、严重心脏病者、施术部位皮肤有红肿或感染者、患有血友病或其他出血倾向者、体质极度虚弱者，及时向医生反馈。

（2）术后护理

1）术后疼痛可采取一些固定和镇痛的措施，如用三角巾悬吊、遵医嘱给予活血化瘀、理气止痛的药物，必要时中药热敷减轻疼痛等。

2）常规抗感染 3 天，观察施术部位情况，保持伤口处清洁干燥，避免水和汗渍浸湿伤口，观察伤口有无渗血或皮下血肿，并观察贴胶布处皮肤有无过敏现象，伤口敷料每日更换，直至伤口愈合完好。

5. 心理护理　护士详细地向患者讲解治疗的目的、方法及其注意事项，内心回答患者提出的问题，安抚患者，解除患者的焦虑及恐惧情绪，帮助患者梳理战胜疾病的信心。

（五）护理评价

1. 患者疼痛感减轻，舒适感增强。

2. 患者能够避免诱因发作，减少疼痛发作频次。

3. 治疗后患者无不良反应及并发症的发生。

（六）健康教育

1. 术后疼痛可采取一些固定和镇痛的措施，如用三角巾悬吊，遵医嘱给予活血化瘀、理气止痛的药物，必要时中药热敷减轻疼痛等。

2. 恢复期指导患者进行肩关节被动功能锻炼，如手爬墙运动、拉毛巾疗法、双手抱头练习等，且控制好运动强度，防治产生意外损伤。

3. 合理饮食，保持乐观情绪，注意休息，保证睡眠，避免耗伤精神，过度劳倦。注意肩部保暖、季节变化，适时增减衣被，避免风寒湿邪侵袭。

4. 注重身体锻炼，增强体质，尤其注意肩关节活动锻炼，如打太极拳、游泳等。

5. 用药指导与病情监测　遵医嘱合理用药，疼痛较重的可口服非甾体类消炎止疼药，并告诉患者用药注意事项，出现眩晕、步态不稳、精神症状应及时就医。

参 考 文 献

［1］韩济生，倪家骧. 临床诊疗指南·疼痛学分册. 北京：人民卫生出版社，2007

［2］刘俐，李芸，谢徐萍. 疼痛科护理手册. 北京：北京科学出版社，2015：109 - 112

［3］李春蕊，张雯，樊碧发. 数字评分法（NRS）与口述评分法（VRS）在老年慢性疼痛患者中的比较. 中国疼痛医学杂志，2016，22（9）：683 - 686

［4］林春强，梁慧，马克. 中国医药指南. 小针刀治疗肩袖损伤的临床疗效观察，2019，17（21）：9 - 10

［5］朱凤涛. 临床合理用药杂志. 康复训练对运动性肩袖损伤微创术后患者肩关节功能恢复的影响，2018，11（2）：123 - 124

病例 18　小针刀治疗
"踝及足趾关节痛"的护理

一、一般资料

患者庞××，女，53岁。

主诉：左踝及足趾关节疼痛7年余。

现病史：患者7年前扭伤后出现左踝关节疼痛，左踝外侧肿胀疼痛，无局部皮温升高，无局部发红，不敢下地行走，经治疗后缓解（具体不详）。此后症状反复发作，遇劳累后加重，足踝关节活动轻度受限，足内翻时症状加重，并出现足跖趾关节周围疼痛，以第4跖趾关节为主，不敢久行，行针灸、膏药、理疗等治疗，效果不明显，于2018年1月14日于我科住院，行腰椎及左足MR：腰椎退行性变：腰3/4、腰4/5、腰5/骶1椎间盘膨出；胸12椎体异常信号，考虑为血管瘤，左足距骨、舟骨、跟骨、楔骨及部分跗骨骨软骨炎、骨髓水肿；左足跗骨窦区异常信号，考虑跗骨窦综合征。排除介入手术禁忌证后，在介入室行左踝关节复杂性针刀松解术＋关节腔灌注＋关节腔减压＋普通臭氧注射术，术后4天出现左下肢肌间静脉血栓，给予抗凝治疗，患者症状缓解住院13天好转出院。出院后患者症状有所反复，今为进一步治疗，再次来我院就诊，门诊以"左跗骨窦综合征"收入院。患者发病以来，饮食可，睡眠一般，二便正常。体重未见明显变化。

既往史：既往"下肢深静脉血栓"病史2个月余，既往"腰椎间盘突出症"病史2个月余。否认冠心病、糖尿病、高血压病等病史；否认肝炎、结核、伤寒等传染病病史；无重大外伤及手术史，无输血史；否认药物及食物过敏史；预防接种史随当地。

个人史：出生于原籍，无外地久居史，无疫区居住史及疫水接触史。无烟酒等特殊不良嗜好。

婚育史：适龄婚育，育有1子，配偶及儿子体健。

月经史：既往月经规律，无痛经史。

家族史：父母健在，否认家族传染病史及遗传病史。

体格检查：T：36.4℃，P：68次/分，R：17次/分，BP：122/78mmHg。

患者中年女性，发育正常，营养中等，神志清楚，自主体位，检查合作。全身皮肤无黄染、无淤点、无出血点。全身浅表淋巴结未触及肿大。头颅发育正常，毛发分布均匀，眼睑无水肿，结膜无充血，巩膜无黄染，双侧瞳孔等大等圆，对光反射及调节反射存在，耳、鼻无异常，口唇无发绀，咽部无充血，扁桃体无肿大。颈软，无抵抗，颈静脉无怒张，气管居中，甲状腺无肿大。胸廓对称无畸形，双侧乳房对称，未触及明显包块。双肺呼吸音清晰，未闻及干、湿性啰音。心前区无隆起及凹陷，心界无扩大，心率68次/分，节律规整，各瓣膜听诊区无闻及病理性杂音。腹部平坦，腹软，无压痛，无反跳痛。肝、脾肋下未触及，Murphy's 征阴性，肝、肾区无叩痛，肠鸣音无亢进，移动性浊音阴性。脊柱无畸形，四肢无畸形，双下肢无水肿。双下肢足背动脉搏动正常。肱二头肌反射正常，膝腱反射正常，腹壁反射正常。巴氏征阴性，布氏征阴性。

专科查体：步态正常，脊柱无异常。左踝关节无肿胀、疼痛，活动轻度受限，左踝关节外侧广泛压痛，足跖趾第3、4、5 跖趾关节压痛，双侧直腿抬高试验（-），四肢肌力、肌张力正常。膝腱反射、跟腱反射、肱二头肌腱反射（++），桡骨骨膜反射存在，巴宾斯基征（-），布氏征（-），克尼格征（-）。

辅助检查：左足 MR：左足距骨、舟骨、跟骨、楔骨及部分跖骨骨软骨炎、骨髓水肿；左足跗骨窦区异常信号，考虑跗骨窦综合征。2019 年 1 月 15 日（我院）。

入院诊断：

中医诊断：痹症（瘀血阻络）。

西医诊断：

1. 左跗骨窦综合征。

2. 腰椎间盘突出症。

3. 下肢深静脉血栓形成。

二、治疗经过

1. 疼痛科Ⅱ级护理。

2. 准备行非血管 DSA 引导下"左踝及足底针刀治疗＋关节腔减压术＋关节腔灌洗术＋普通臭氧注射术"。后择期行腰部针刀治疗。

3. 给予营养神经、止痛等对症治疗。

4. 根据病情变化，及时调整医嘱。

5. 手术治疗经过 患者于介入治疗室行非血管 DSA 技术引导下"复杂性针刀松解术＋普通臭氧注射术＋关节腔减压术＋关节腔灌注术"，术前签署知情同意书。术后疼痛明显减轻，出院。

出院诊断：

中医诊断：痹症（瘀血阻络）。

西医诊断：

1. 左跗骨窦综合征。

2. 腰椎间盘突出症。

三、临床护理

(一)护理评估

1. 健康史　一般健康史，既往史，了解患者患病初期有无诱发因素。

2. 身体状况

(1)有无外伤史，急性创伤。

(2)了解患者疼痛发作时的性质、疼痛部位、疼痛持续时间和疼痛点。

(3)了解各项试验检查结果，如 CT 和(或)MRI 检查。

3. 心理社会状况　了解患者的文化程度、对所患疾病的认识、心理状态及家庭经济状况等。

(二)护理问题

1. 疼痛　与左踝有关。

2. 舒适的改变　与左踝受损引起的疼痛有关。

3. 焦虑　与疼痛反复、频繁发作有关。

4. 相关知识缺乏　缺乏治疗后自我保健知识。

(三)护理目标

1. 患者疼痛感消失或减轻。

2. 解除患者的焦虑及恐惧情绪。

3. 患者知晓疾病相关知识及预防护理。

(四)护理措施

1. 一般护理

(1)损伤的肌腱应得到充分的休息，并减少左下肢活动。

(2)平时应保持心情愉快，情绪稳定，不宜激动，不宜疲劳熬夜、常听柔和音乐，心情平和，保持充足睡眠。

2. 疼痛护理

(1)观察患者疼痛的部位、性质，了解疼痛的原因与诱因。

(2)与患者讨论减轻疼痛的方法与技巧，鼓励患者运用指导式想象、听轻音乐、阅读报刊杂志等方法，分散注意力，以达到精神放松、减轻疼痛。

3. 针刀松解、介入微创治疗护理　全面评估患者一般情况，血压控制情况等。严密观察生命体征，提供安静舒适的环境；治疗前询问患者有无晕针史，告知治疗目的及注意事项，治疗结束后观察局部有无出血、血肿等；严密观察生命体征，遵医嘱用药，观察伤口有无渗血渗液，24 小时内避免洗澡，保持针眼处辅料清洁干燥，预防局部感染。

4. 饮食护理　进食高蛋白、高维生素、易消化食物，忌生冷、产气、刺激性食物。

5. 用药护理　指导患者遵医嘱正确服用抗凝药，关注有无牙龈出血，下肢有无肿胀，皮肤温度及颜色有无变化，如有异常，及时就医。

6. 心理护理　护士详细地向患者讲解治疗的目的、方法及其注意事项，耐心回答患者提出的问题，安抚患者，解除患者的焦虑及恐惧情绪，帮助患者树立战胜疾病的信心。

（五）护理评价

1. 患者疼痛感减轻，舒适感增强。

2. 患者能够避免诱因发作，减少疼痛发作频次。

3. 治疗后患者无不良反应及并发症的发生。

（六）健康教育

1. 合理饮食，保持乐观情绪，注意休息，保证睡眠，避免耗伤精神，过度劳倦。

2. 用药指导与病情监测。遵医嘱合理用药，疼痛较重的可口服非甾体类消炎止疼药，并告诉患者用药注意事项，出现眩晕、步态不稳、精神症状及时就医。

参 考 文 献

[1] 韩济生，倪家骧．临床诊疗指南·疼痛学分册．北京：人民卫生出版社，2007

[2] 刘俐，李芸，谢徐萍．疼痛科护理手册．北京：北京科学出版社，2015：109－112

[3] 李春蕊，张雯，樊碧发．数字评分法（NRS）与口述评分法（VRS）在老年慢性疼痛患者中的比较．中国疼痛医学杂志，2016，22（9）：683－685

病例 19　小针刀治疗
"颈部不适伴头晕"患者的护理

一、一般资料

患者曲××，女，54岁。

主诉：颈部不适伴头晕、干呕5年余，加重2个月余。

现病史：患者5年前无明显诱因出现颈部不适伴头晕、干呕，遇冷加重，得温后症状减轻，自述与血压相关，休息后减轻，劳累后加重，曾于当地医院多次行推拿、拔罐、理疗、牵引等治疗，症状有所缓解。2个月前上述症状加重，休息后无明显减轻，活动后加重，于2017年8月21日来我院就诊行颈椎张口位X-ray示：不排除寰枢椎半脱位，请结合临床，行复杂性针刀松解术，效果可，今为求系统治疗，特来我院就诊，门诊以"颈椎病、寰枢关节半脱位"收入院。患者自发病以来，纳眠差，二便调，体重无明显减轻。

既往史：既往体健，否认结核等传染病史，无重大外伤手术史，无输血史，头孢过敏，未发现其他食物、药物过敏史，预防接种史不详。

个人史：生于原籍，无外地久居史；无疫区、疫水接触史，无其他不良嗜好。

婚育史：适龄婚育，育有1子1女，配偶及子女均体健。

月经史：无痛经史，月经周期欠规律。

家族史：否认家族传染病及遗传病史。

体格检查：T：37℃，P：64次/分，R：18次/分，BP：144/89mmHg。

患者中年女性，发育正常，营养中等，神志清楚，自主体位，检查合作。全身皮肤无黄染、无淤点、无出血点。全身浅表淋巴结未触及肿大。头颅发育正常，毛发分布均匀，眼睑无水肿，结膜无充血，巩膜无黄染，双侧瞳孔等大等圆，对光反射及调节反射存在，耳、鼻无异常，口唇无发绀，咽部无充血，扁桃体无肿大。颈软，无抵抗，颈静脉无怒张，气管居中，甲状腺无肿大。胸廓对称无畸形，双侧乳房对称，未触及明显包块。双肺呼吸音清晰，未闻及干、湿性啰音。心前区无隆起及凹陷，心界无扩大，心率64次/分，节律规整，各瓣膜听诊区无闻及病理性杂音。腹部平坦，腹软，无压痛，无反跳痛。肝、脾肋下未触及，Murphy's 征阴性，肝、肾区无叩痛，肠鸣音无亢进，移动性浊音阴性。脊柱无畸形，四肢无畸形，双下肢无水肿。双下肢足背动脉搏动正常。肱二头肌反射正常，膝腱反射正常，腹壁反射正常。巴氏征阴性，布氏征阴性。

专科查体：颈椎生理曲度变直，颈椎活动度尚可，双侧风池穴、肩井穴、肩胛内角、天宗穴压痛(+)，叩顶试验(+)，臂丛神经牵拉试验(-)，肱二头肌反射(+ +)，左侧肱三头肌腱反射(+)，左侧巴氏征(-)，双侧霍夫曼征(-)。双侧足背动脉搏动正常。

辅助检查：暂无。

入院诊断：

中医诊断：项痹(气虚血瘀)。

西医诊断：

1. 颈椎病。

2. 寰枢椎半脱位。

二、治疗经过

1. 疼痛科 II 级护理。

2. 完善三大常规、胸片、心电图、肝功能、肾功能、凝血常规等各项辅助检查。

3. 给予胞磷胆碱钠、甲钴胺营养神经，给予吲哚美辛栓止痛，择日行 C 型臂引导下"复杂性针刀松解术 + 脊髓和神经根粘连松解术 + 普通臭氧注射术"。以上病情及治疗方案已向患者及家属讲明，均表示理解并配合治疗。

4. 患者症状基本缓解，同意其今日出院，嘱出院后加强颈肩部肌肉肌锻炼，勿受凉，勿劳累，2 周后复诊，不适随诊。

出院诊断：

中医诊断：项痹(气虚血瘀)。

西医诊断：

1. 颈椎病。

2. 寰枢椎半脱位。

三、临床护理

(一)护理评估 1. 健康史

(1)一般健康史，既往史，职业。

(2)评估病史，询问患者的发病年龄及病情进展，了解患者起病初期有无诱发因素，如睡眠时头、颈位置不当、受寒或体力活动时颈部突然扭转、颈部外伤等。2. 身体状况

(1)生命体征，神志。

(2)评估疼痛：疼痛程度、部位、性质、持续时间、疼痛触发点。

（3）评估颈椎活动范围，了解行走、大小便功能状况。观察有无单侧或对侧肢体发紧、发麻，甚至无力、软弱或行走困难；有无头痛、头晕、眩晕、恶心、耳鸣，甚至猝倒。

（4）了解各种实验检查结果，如颈椎运动检查、臂丛神经牵拉试验、椎间孔挤压试验、压顶试验、X 线平片、CT 等。3. 心理社会状况评估　患者心理状况、日常生活能力。

（二）护理问题

1. 舒适的改变与疼痛，颈部活动受限有关。

2. 自理能力下降与神经根，脊髓变性程度有关。

3. 焦虑/恐惧与担心预后，疾病反复发作有关。

4. 跌倒的危险与椎动脉变性程度、快速扭转头部有关。

5. 相关知识缺乏　与缺乏如何预防颈椎病的方法和相关药物用法的知识有关。

（三）护理目标

1. 短期目标　焦虑有所减轻，心理舒适度增加，疼痛得以解除，能独立或部分独立进行躯体活动。

2. 长期目标　加强锻炼，加强颈部姿势的调整，患者不舒适的症状减轻或得以控制。

（四）护理措施

1. 一般护理

（1）休息：注意肩部保暖，平时应保持心情愉快，情绪稳定，不宜激动，不宜疲劳熬夜，保持充足睡眠。

（2）保持周围环境安静，室内光线柔和，避免因周围环境刺激而产生焦虑情绪，以致诱发或加重疼痛。

2. 饮食护理　低盐、低脂、富含维生素类、纤维类食物，选择清淡、无刺激的饮食。

3. 疼痛护理

（1）观察患者疼痛的部位、性质，了解疼痛的原因与诱因。

（2）与患者讨论减轻疼痛的方法与技巧，鼓励患者运用指导式想象、听轻音乐、阅读报刊杂志等，分散注意力，以达到精神放松，从而减轻疼痛。

4. 用药护理

（1）指导患者严格遵循镇痛药物应用原则：首选口服给药、按时给药、个体化给药、按阶梯给药。

（2）密切观察药物不良反应，出现问题及时通知医生并做好记录。指导患者遵医嘱正确服用镇痛药，并指导药物的服药方法、注意事项和可能出现的不良反应，护士应观察、记录、通知医生。

1）普瑞巴林：该药属于一种新型 γ - 氨基丁酸受体激动药，应用于 PHN 主要通过对外周以及中枢神经系统的电压依赖性钙通道突触前 $\alpha_2 - \delta$ 亚单位产生有效抑制，使内流至神经末梢的 Ca^{2+} 减少，进而减少兴奋性递质谷氨酸盐、P 物质、去甲肾上腺素等，使神经病理性疼痛获得有效控制。

普瑞巴林常见不良反应：头晕、头痛、嗜睡、视力模糊、便秘。

观察患者用药的效果，疼痛有无缓解。

观察患者有无头晕、头痛、嗜睡、视力模糊等情况，注意防止患者发生跌倒、坠床等不良事件。服药期间，患者应进食富含粗纤维食物，多饮水，多活动，促进胃肠蠕动，减少便秘的发生。为减少不良反应的发生，应遵循夜间起始、逐渐加量和缓慢减量的原则。应减量时应用一周时间逐渐减停，禁止骤然停药。

2）曲马多：为非阿片类中枢性镇痛药，但与阿片受体有很弱的亲和力。通过抑制神经元突触对去甲肾上腺素的再摄取，并增加神经元外 5 - 羟色胺浓度，影响痛觉传递而产生镇痛作用。

常见不良反应出汗，眩晕，恶心，呕吐，食欲减退及排尿困难等。

观察患者用药的效果，疼痛有无缓解；观察患者有无药物成瘾；观察患者有无眩晕等情况，注意防止患者发生跌倒、坠床等不良事件。服药期间，若有恶心、呕吐、食欲减退，遵医嘱使用止吐药物。用色彩美丽、香气扑鼻、味道鲜美、造型别致的食物促进食欲。

5. 针刀松解、介入微创护理　治疗前询问患者有无晕针史，告知治疗目的及注意事项，治疗结束后观察局部有无出血、血肿等；严密观察生命体征，遵医嘱用药，观察伤口有无渗血渗液，24 小时内避免洗澡，保持针眼处辅料清洁干燥，预防局部感染。

6. 推拿理疗　防止粘连，注意恢复关节功能，给予舒筋通络、活血化瘀、消炎止痛的治疗。

7. 心理护理　护士详细地向患者讲解治疗的目的、方法及其注意事项，用心回答患者提出的问题，安抚患者，解除患者的焦虑及恐惧情绪，帮助患者梳理战胜疾病的信心。

8. 纠正颈姿　颈部姿势对颈椎病症状有明显影响，其中睡眠姿势影响尤大，指导患者良好的睡眠体位，使头颈部保持自然仰伸位，胸部及腰部保持自然曲度，上髋及双膝呈屈曲状，枕头高度以患者拳头直径为宜。合理的枕头对治疗和预防颈椎病十分重要，合理的枕头必须具备两项：科学的高度和舒适的硬度。合乎人体生理状况的枕头应该具有以下特点：曲线造型符合颈椎生理弯曲；枕芯可以承托颈椎全段，使颈肌得到充分的松弛和休息；枕芯透气性良好，避免因潮湿而加重颈部不适。

9. 防止跌倒坠床　指导患者改变体位时动作缓慢，避免诱发眩晕加重的姿势和体位，防止跌倒坠床的发生。

（五）护理评价

1. 患者疼痛感减轻，舒适感增强。

2. 住院期间未发生跌倒外伤。

3. 颈部不良姿势得以纠正。

4. 躯体活动度增加，自理能力得到提高。

（六）健康教育

1. 恢复期可采取一些固定和镇痛的措施，如用三角巾悬吊，遵医嘱给予活血化瘀、理气止痛的药物，必要时中药热敷减轻疼痛等。

2. 合理适度的体育锻炼，主要是运动颈椎、颈肩关节。

（1）颈部体操：头颈部缓慢进行前屈后伸、左右侧弯、内外旋转、放松动作，双肩、肋骨并拢动作。

（2）坐位：双手交叉紧握置于枕后，使头后仰，胸部前挺。

（3）仰卧位，颈项枕于枕上，使头后仰，然后左右转动头部。

3. 避免各种生活意外及运动损伤，如乘车中睡眠，急刹车时极易造成颈椎损伤，故应防止坐车时尽量不要打瞌睡。

4. 颈椎病患者应摄取营养价值高的食品，如豆制品、瘦肉、谷物、海带、木耳、水果、蔬菜等。颈椎病患者应多食富含维生素 C 的食品。

5. 颈部保暖　睡眠和外出时颈部应避免冷风的直接侵袭，冬季可用围巾保护。

参 考 文 献

［1］韩济生，倪家骧．临床诊疗指南·疼痛学分册．北京：人民卫生出版社，2007：111－112

［2］刘俐，李芸，谢徐萍．疼痛科护理手册．北京：北京科学出版社，2015：185－186

［3］赵继军．疼痛护理学．北京：人民军医出版社，2010：325－327

［4］李春蕊，张雯，樊碧发．数字评分法（NRS）与口述评分法（VRS）在老年慢性疼痛患者中的比较，中国疼痛医学杂志，2016，22（9）：683－685

［5］尤黎明，吴瑛．内科护理学（第 5 版）．北京：人民卫生出版社，2012：838－840

病例20 小针刀治疗
"颈项部疼痛"患者的护理

一、一般资料

患者武××,女,63岁。

主诉:颈椎病术后3年,颈项部疼痛、不适7个月余。

现病史:患者3年前因颈椎病于山东省齐鲁医院行"颈椎后路单开门椎管成形内固定术",术后经2个月的康复治疗后患者恢复良好,其后无明显不适症状。7个月前劳累后出现颈部疼痛、不适,有时连及肩背部及头部,无发热,无头晕、心慌,无肢体活动不灵,患者当时外出在北京,遂就诊于北京当地医院,建议回山东省立医院疼痛科治疗,患者当时未予重视,6周前上述症状加重,夜间明显,入睡困难,遂于2017年4月24日以"颈椎术后疼痛综合征"在山东省立医院住院治疗,先后给予行颈2背根神经节脉冲射频调制,枕大神经、枕小神经、耳大神经及疼痛局部阻滞治疗及臭氧注射治疗后,患者头部及肩背部疼痛明显好转,住院15天后好转出院。出院后颈部疼痛仍明显,严重影响夜间睡眠,今为进一步系统治疗,来我院就诊,门诊以"颈椎病术后疼痛"收入院。

既往史:既往冠心病病史,曾服养心氏、盐酸曲美他嗪片(万爽力)等药物治疗,目前症状不明显,未规律服药;半年前发现血压升高,最高时200/110mmHg,目前口服硝苯地平缓释片10mg,1次/日治疗,血压控制在150/95mmHg左右。否认糖尿病病史,否认外伤及输血史,否认药物及食物过敏史,预防接种史随当地。

个人史:生于原籍,无疫区居住史,生活规律,无烟酒等不良嗜好。

婚育史:适龄婚育,育有1女,女儿及配偶均体健。

月经史:既往月经规律,无痛经史。

家族史:母亲已故,父亲患肺部疾病,否认家族遗传病病史。

体格检查:T:36.2℃,P:76次/分,R:16次/分,BP:138/100mmHg。

患者老年女性,发育正常,营养中等,神志清楚,自主体位,检查合作。全身皮肤无黄染、无淤点、无出血点。右下腹可见一长约4cm手术瘢痕。全身浅表淋巴结未触及肿大。头颅发育正常，毛发分布均匀，眼睑无水肿，结膜无充血，巩膜无黄染，双侧瞳孔等大等圆，对光反射及调节反射存在，耳、鼻无异常，口唇无发绀，咽部无充血，扁桃体无肿大。颈软，无抵抗，颈静脉无怒张，气管居中，甲状腺无肿大。胸廓对称无畸形，双侧乳房对称，未触及明显包块。双肺呼吸音清晰，未闻及干、湿性啰音。心前区无隆起及凹陷，心界无扩大，心率 76 次/分，节律规整，各瓣膜听诊区无闻及病理性杂音。腹部平坦，腹软，无压痛，无反跳痛。肝、脾肋下未触及，Murphy's 征阴性，肝、肾区无叩痛，肠鸣音无亢进，移动性浊音阴性。脊柱无畸形，四肢无畸形，双下肢无水肿。双下肢足背动脉搏动正常。肱二头肌反射正常，膝腱反射正常，腹壁反射正常。巴氏征阴性，布氏征阴性。

专科查体：颈部正中可见一长约 16cm 手术瘢痕，颈椎活动轻度受限，左侧椎旁、左侧肩部压痛，叩顶试验(−)，臂丛神经牵拉试验(−)，左侧肱二头肌反射(＋＋)，左侧肱三头肌腱反射(＋＋)，双上肢肌力、肌张力、浅感觉未见明显异常，双侧霍夫曼征(−)，巴氏征(−)。双侧足背动脉搏动正常。

辅助检查：2014 年 4 月 25 日(山东大学齐鲁医院)颈椎 MRI：颈 3/4、颈 4/5、颈 6/7 椎间盘变性突出，后纵韧带骨化，椎管狭窄，压迫脊髓。2017 年 1 月 15 日(山东省省立医院)颈椎 MRI：颈 3/4、颈 4/5、颈 6/7 椎间盘变性突出，后纵韧带骨化，并开窗减压术后表现。

入院诊断：

中医诊断：项痹(气虚血瘀)。

西医诊断：①颈椎病术后疼痛；②冠心病；③高血压病(3 级，高危)。

二、治疗经过

1. 疼痛科Ⅱ级护理。

2. 完善三大常规、胸片、心电图、肝功能、肾功能、凝血常规等各项辅助检查，嘱患者行颈椎 MR 明确病情。

3. 给予胞磷胆碱钠、甲钴胺营养神经，请各相关科室会诊进一步明确诊疗。以上病情及治疗方案已向患者及家属讲明，均表示理解并配合治疗。

4. 择日行 C 型臂引导下"复杂性针刀松解术 + 臭氧注射术 + 周围神经嵌压松解术"治疗过程中生命体征平稳，无心慌，无头疼，无恶心、呕吐等不适症状。术后，疼痛缓解明显，疼痛 NRS 评分 1 分，无其他不适症状。

5. 患者述颈部疼痛不适症状较前缓解，出汗、怕冷、双足发凉的情况也较前缓解，未再出现心慌症状。查体：颈部无明显压痛及阳性体征，心前区无隆起及凹陷，心界无扩大，心率 74 次/分，节律规整，各瓣膜听诊区无闻及病理性杂音。患者要求今日出院，考虑病情较前有所缓解，同意出院，嘱出院后继续行颈部肌肉功能锻炼，服用降脂药及降压药物等。出院半月后门诊复查。不适随诊。

出院诊断：

中医诊断：项痹(气虚血瘀)。

西医诊断：①颈椎病术后疼痛；②冠心病；③高血压病(3级，高危)。

三、临床护理

(一)护理评估

1. 健康史

(1)一般健康史，既往史，职业。

(2)评估病史，询问患者的发病年龄及病情进展，了解患者起病初期有无诱发因素，如睡眠时头、颈位置不当、受寒或体力活动时颈部突然扭转、颈部外伤等。

2. 身体状况

(1)评估生命体征有无异常。

(2)评估疼痛：疼痛程度，部位，性质，持续时间，疼痛触发点。

(3)评估颈椎活动范围，了解行走、大小便功能状况。观察有无单侧或对侧肢体发紧、发麻，甚至无力、软弱或行走困难；有无头痛、头晕、眩晕、恶心、耳鸣甚至猝倒。

(4)了解各种实验检查结果，如颈椎运动检查、臂丛神经牵拉试验、椎间孔挤压试验、压顶试验、X线平片、CT等。

3. 心理社会状况评估患者心理状况、日常生活能力。

(二)护理问题

1. 舒适的改变　与疼痛，颈部活动受限有关。

2. 自理能力下降　与神经根，脊髓变性程度有关。

3. 焦虑/恐惧　与担心预后，疾病反复发作有关。

4. 跌倒的危险　与椎动脉变性程度、快速扭转头部有关。

5. 相关知识缺乏　与缺乏如何预防颈椎病的方法和相关药物用法的知识有关。

(三)护理目标

1. 短期目标　焦虑有所减轻，心理舒适度增加，疼痛得以解除，能独立或部分独立进行躯体活动。

2. 长期目标　加强锻炼，加强颈部姿势的调整，患者不舒适的症状减轻或得以控制。

(四)护理措施

1. 一般护理

(1)休息：注意肩部保暖，平时应保持心情愉快，情绪稳定，不宜激动，不宜疲劳熬夜，保持充足睡眠。

（2）保持周围环境安静，室内光线柔和，避免因周围环境刺激而产生焦虑情绪，以致诱发或加重疼痛。

2. 饮食护理　低盐、低脂、富含维生素类、纤维类食物，选择清淡、无刺激的饮食

3. 疼痛护理

（1）观察患者疼痛的部位、性质，了解疼痛的原因与诱因。

（2）与患者讨论减轻疼痛的方法与技巧，鼓励患者运用指导式想象、听轻音乐、阅读报刊杂志等，分散注意力，以达到精神放松，从而减轻疼痛。

4. 用药护理

（1）指导患者严格遵循镇痛药物应用原则：首选口服给药、按时给药、个体化给药、按阶梯给药。

（2）密切观察药物不良反应，出现问题及时通知医生并做好记录。指导患者遵医嘱正确服用镇痛药，并指导药物的服药方法、注意事项和可能出现的不良反应，护士应观察、记录、通知医生。

1）普瑞巴林：该药属于一种新型 γ – 氨基丁酸受体激动药，应用于 PHN 主要通过对外周以及中枢神经系统的电压依赖性钙通道突触前 α_2 – δ 亚单位产生有效抑制，使内流至神经末梢的 Ca^{2+} 减少，进而减少兴奋性递质谷氨酸盐、P 物质、去甲肾上腺素等，使神经病理性疼痛获得有效控制。

普瑞巴林常见不良反应：头晕、头痛、嗜睡、视力模糊、便秘。

观察患者用药的效果，疼痛有无缓解。

观察患者有无头晕、头痛、嗜睡、视力模糊等情况，注意防止患者发生跌倒、坠床等不良事件。服药期间，患者应进食富含粗纤维食物，多饮水，多活动，促进胃肠蠕动，减少便秘的发生。为减少不良反应的发生，应遵循夜间起始、逐渐加量和缓慢减量的原则。应减量时应用一周时间逐渐减停，禁止骤然停药。

2）曲马多：为非阿片类中枢性镇痛药，但与阿片受体有很弱的亲和力。通过抑制神经元突触对去甲肾上腺素的再摄取，并增加神经元外 5 – 羟色胺浓度，影响痛觉传递而产生镇痛作用。

常见不良反应有出汗、眩晕、恶心、呕吐、食欲减退及排尿困难等。

观察患者用药的效果，疼痛有无缓解；观察患者有无药物成瘾；观察患者有无眩晕等情况，注意防止患者发生跌倒、坠床等不良事件。服药期间，若有恶心、呕吐，食欲减退，遵医嘱使用止吐药物。用色彩美丽、香气扑鼻、味道鲜美、造型别致的食物促进食欲。

5. 针刀松解、介入微创、射频治疗护理　治疗前询问患者有无晕针史，告知治疗目的及注意事项，治疗结束后观察局部有无出血、血肿等；严密观察生命体征，遵医嘱用药，观察伤口有无渗血渗液，24 小时内避免洗澡，保持针眼处辅料清洁干燥，预防局部

感染。

6. 推拿理疗　防止粘连，注意恢复关节功能，给予舒筋通络、活血化瘀、消炎止痛。

7. 心理护理　护士详细地向患者讲解治疗的目的、方法及其注意事项，用心回答患者提出的问题，安抚患者，解除患者的焦虑及恐惧情绪，帮助患者梳理战胜疾病的信心。

8. 纠正颈姿　颈部姿势对颈椎病症状有明显影响，其中睡眠姿势影响尤大，指导患者良好的睡眠体位，使头颈部保持自然仰伸位，胸部及腰部保持自然曲度，上髋及双膝呈屈曲状，枕头高度以患者拳头直径为宜。合理的枕头对治疗和预防颈椎病十分重要，合理的枕头必须具备两项：科学的高度和舒适的硬度。合乎人体生理状况的枕头应该具有以下特点：曲线造型符合颈椎生理弯曲；枕芯可以承托颈椎全段，使颈肌得到充分的松弛和休息；枕芯透气性良好，避免因潮湿而加重颈部不适。

9. 防止跌倒坠床　指导患者改变体位时动作缓慢，避免诱发眩晕加重的姿势和体位，防止跌倒坠床的发生。

（五）护理评价

1. 患者疼痛感减轻，舒适感增强。

2. 住院期间未发生跌倒外伤。

3. 颈部不良姿势得以纠正。

4. 躯体活动度增加，自理能力得到提高。

（六）健康教育

1. 恢复期可采取一些固定和镇痛的措施，如用三角巾悬吊，遵医嘱给予活血化瘀、理气止痛的药物，必要时中药热敷减轻疼痛等。

2. 合理适度的体育锻炼，主要是运动颈椎、颈肩关节。

（1）颈部体操：头颈部缓慢进行前屈后伸、左右侧弯、内外旋转、放松动作，双肩、肋骨并拢动作。

（2）坐位：双手交叉紧握置于枕后，使头后仰，胸部前挺。

（3）仰卧位：颈项枕于枕上，使头后仰，然后左右转动头部。

3. 避免各种生活意外及运动损伤，如乘车中睡眠，急刹车时，极易造成颈椎损伤，故应防止坐车时尽量不要打瞌睡。

4. 颈椎病患者应摄取营养价值高的食品，如豆制品、瘦肉、谷物、海带、木耳、水果、蔬菜等。颈椎病患者应多食富含维生素 C 的食品。

5. 颈部保暖　睡眠和外出时颈部应避免冷风的直接侵袭，冬季可用围巾保护。

参 考 文 献

[1] 韩济生, 倪家骧. 临床诊疗指南·疼痛学分册. 北京: 人民卫生出版社, 2007: 111 - 112

[2] 刘俐, 李芸, 谢徐萍. 疼痛科护理手册. 北京: 北京科学出版社, 2015: 85 - 186

[3] 赵继军. 疼痛护理学. 北京: 人民军医出版社, 2010, 3: 325 - 327

[4] 李春蕊, 张雯, 樊碧发. 数字评分法(NRS)与口述评分法(VRS)在老年慢性疼痛患者中的比较. 中国疼痛医学杂志, 2016, 22(9): 683 - 685

病例 21　小针刀治疗 "颈腰背疼痛" 患者的护理

一、一般资料

患者周××，男，80岁。

主诉：颈腰背痛1个月。

现病史：患者1个月前受凉后出现颈腰背部疼痛不适感，伴有肌肉痉挛，活动受限，伴憋喘、咳痰，无腰背部束带感，无大小便障碍，无站立困难，无腹痛、腹泻，自诉劳累活动后加重，休息后缓解不明显，于当地诊所行膏药等对症治疗，症状缓解不明显，此后上述疼痛症状逐渐加重，疼痛剧烈夜间逐渐影响睡眠，今为求进一步诊疗，来我院门诊就诊，门诊以"颈腰背痛待查、慢性支气管炎急性发作"收入我科。患者自发病以来，饮食差，睡眠差，大小便无异常，体重无明显减轻。

既往史：既往"慢性支气管炎病史"40余年，仍有憋喘不适感，慢性肺源性心脏病2年，未行治疗。否认"高血压病、冠心病、糖尿病"等慢性病史。否认肝炎病史及接触史，20年前外伤导致右侧肋骨骨折，保守治疗，痊愈。否认手术史及输血史，对"复方磺胺甲噁唑新诺明"过敏，未发现其他药物及食物过敏史，预防接种史不详。

个人史：生于原籍，否认疫区和地方病流行区长期居住史。吸烟史60年，每天7～10支，未戒烟，饮酒史60年，平均每天约4两白酒，未戒酒。

婚育史：适龄结婚，育有3女2子，配偶及子女体健。

家族史：父母去世，原因不详。否认家族性遗传病史。

体格检查：T：36.4℃，P：81次/分，R：19次/分，BP：129/50mmHg。

患者男性，发育正常，营养中等，神志清楚，精神可，自主体位，检查合作。全身皮肤黏膜无黄染、无淤点、无出血点。全身浅表淋巴结未触及肿大。头颅发育正常，毛发分布均匀，眼睑无水肿，结膜无充血，巩膜无黄染，角膜透明，双侧瞳孔等大等圆，对光反射及调节反射存在，耳、鼻无异常，口唇无发绀，咽部无充血，扁桃体无肿大。颈软，无抵抗，颈静脉无怒张，气管居中，甲状腺无肿大，无血管杂音。桶状胸，双侧乳房对称，未触及明显包块,呼吸动度均等,语颤对称,双肺叩诊清音。双肺呼吸音粗糙,双肺可闻及少量散在哮鸣音,双肺未闻及湿性啰音及胸膜摩擦音。心前区无隆起及凹陷,心界无扩大,心率81次/分,节律规整,各瓣膜听诊区无闻及病理性杂音。腹部平坦,腹软,剑突下轻压痛,无反跳痛,余腹部无压痛及反跳痛。肝、脾肋下未触及,Murphy's征阴性,肝、肾区无叩痛,肠鸣音无亢进,移动性浊音阴性。脊柱无畸形,四肢无畸形,双下肢无水肿。双下肢足背动脉搏动正常。肱二头肌反射正常,膝腱反射正常,腹壁反射正常。巴氏征阴性,布氏征阴性。

专科查体:颈胸腰椎活动受限,脊柱椎旁肌肉痉挛,脊柱椎旁广泛压痛,胸椎叩击痛,双侧秩边穴压痛(+),双侧臀中肌压痛(+),双侧臀上皮神经卡压点压痛(+),双侧直腿抬高试验(−),双侧"4"字征(−),双侧梨状肌牵拉试验(−),双侧膝腱反射(+),双侧跟腱反射(+),双下肢肌力正常,拇趾背伸力正常,双侧下肢深浅感觉未触及异常。双足背动脉搏动可。

辅助检查:暂无。

入院诊断:

中医诊断:痹症(瘀血阻络)。

西医诊断:

1. 颈腰背部疼痛待查。

2. 慢性支气管炎急性发作。

3. 肺气肿。

4. 慢性肺源性心脏病。

二、治疗经过

1. 疼痛科Ⅱ级护理。

2. 完善三大常规、胸片、心电图、肝功能、肾功能、凝血常规等各项辅助检查。复查胸腰椎 MR 明确病情。

3. 给予胞磷胆碱钠、甲钴胺营养神经,择日行 C 型臂引导下复杂性针刀松解术＋脊髓和神经根粘连松解术＋普通臭氧注射术。治疗过程中生命体征平稳,无心慌,无头疼,无恶心、呕吐等不适症状。术后,疼痛缓解明显,疼痛 NRS 评分1分,无其他不适症状。

4. 患者目前病情稳定,要求出院,嘱出院后继续卧床休息,继续补钾治疗,半月后门诊复查电解质。

出院诊断

中医诊断:痹症(瘀血阻络)。

西医诊断:①腰椎间盘突出;②颈椎病;③压缩性骨折;④慢性支气管炎急性发作。

三、临床护理

（一）护理评估

1. 健康史

（1）一般健康史，既往史，职业。

（2）评估病史，询问患者的发病年龄及病情进展，了解患者起病初期有无诱发因素，如睡眠时头、颈位置不当、受寒或体力活动时颈部突然扭转、颈部外伤等。

2. 身体状况、症状体征及辅助检查

（1）评估生命体征有无异常

（2）评估疼痛：疼痛程度、部位、性质、持续时间、疼痛触发点。

（3）评估颈椎活动范围，了解行走、大小便功能状况。观察有无单侧或对侧肢体发紧、发麻，甚至无力、软弱或行走困难；有无头痛、头晕、眩晕、恶心、耳鸣，甚至猝倒。

（4）了解各种实验检查结果，如颈椎运动检查、臂丛神经牵拉试验、椎间孔挤压试验、压顶试验、X线平片、CT等。

3. 心理社会状况　评估患者心理状况、日常生活能力。

（二）护理问题

1. 舒适的改变　与疼痛，颈部活动受限有关。

2. 自理能力下降　与神经根，脊髓变性程度有关。

3. 焦虑/恐惧　与担心预后，疾病反复发作有关。

4. 跌倒的危险　与椎动脉变性程度、快速扭转头部有关。

5. 相关知识缺乏　与缺乏如何预防颈椎病的方法和相关药物用法的知识有关。

（三）护理目标

1. 短期目标　焦虑有所减轻，心理舒适度增加，疼痛得以解除，能独立或部分独立进行躯体活动。

2. 长期目标　加强锻炼，加强颈部姿势的调整，患者不舒适的症状减轻或得以控制。

（四）护理措施

1. 一般护理

（1）休息：注意肩部保暖，平时应保持心情愉快，情绪稳定，不宜激动，不宜疲劳熬夜，保持充足睡眠。

（2）保持周围环境安静，室内光线柔和，避免因周围环境刺激而产生焦虑情绪，以致诱发或加重疼痛。

2. 饮食护理　低盐、低脂、富含维生素类、纤维类食物，选择清淡、无刺激的饮食。

3. 疼痛护理

（1）观察患者疼痛的部位、性质，了解疼痛的原因与诱因。

（2）与患者讨论减轻疼痛的方法与技巧，鼓励患者运用指导式想象、听轻音乐、阅读报刊杂志等，分散注意力，以达到精神放松，从而减轻疼痛。

4. 用药护理

（1）指导患者严格遵循镇痛药物应用原则：首选口服给药、按时给药、个体化给药、按阶梯给药。

（2）密切观察药物不良反应，出现问题及时通知医生并做好记录。指导患者遵医嘱正确服用镇痛药，并指导药物的服药方法、注意事项和可能出现的不良反应，护士应观察、记录、通知医生。

1）普瑞巴林：该药属于一种新型 γ - 氨基丁酸受体激动药，应用于 PHN 主要通过对外周以及中枢神经系统的电压依赖性钙通道突触前 α_2 - δ 亚单位产生有效抑制，使内流至神经末梢的 Ca^{2+} 减少，进而减少兴奋性递质谷氨酸盐、P 物质、去甲肾上腺素等，使神经病理性疼痛获得有效控制。

普瑞巴林常见不良反应：头晕、头痛、嗜睡、视力模糊、便秘。

观察患者用药的效果，疼痛有无缓解。

观察患者有无头晕、头痛、嗜睡、视力模糊等情况，注意防止患者发生跌倒、坠床等不良事件。服药期间，患者应进食富含粗纤维食物，多饮水，多活动，促进胃肠蠕动，减少便秘的发生。为减少不良反应的发生，应遵循夜间起始、逐渐加量和缓慢减量的原则。应减量时应用一周时间逐渐减停，禁止骤然停药。

2）曲马多：为非阿片类中枢性镇痛药，但与阿片受体有很弱的亲和力。通过抑制神经元突触对去甲肾上腺素的再摄取，并增加神经元外 5 - 羟色胺浓度，影响痛觉传递而产生镇痛作用。

常见不良反应：出汗、眩晕、恶心、呕吐、食欲减退及排尿困难等。

观察患者用药的效果，疼痛有无缓解；观察患者有无药物成瘾；观察患者有无眩晕等情况，注意防止患者发生跌倒、坠床等不良事件。服药期间，若有恶心、呕吐，食欲减退，遵医嘱使用止吐药物。用色彩美丽、香气扑鼻、味道鲜美、造型别致的食物促进食欲。

5. 疼痛护理

（1）观察疼痛部位、程度、性质及其他症状，遵医嘱用镇痛药，及时评估镇痛效果。

（2）对患者进行疼痛知识宣教，灌输疼痛的正确新理念。鼓励患者主动向医护人员如实描述疼痛的情况；告知忍痛对患者有害无益；多数疼痛可以通过药物治疗有效控制。患者应当按要求规律服药，不宜自行调整止痛方案和药物（种类、用法和剂量等）。止痛治疗时，要密切观察、记录疗效和药物的不良反应，及时与医务人员沟通交流，调整治疗目标及治疗措施。

（3）与患者讨论减轻疼痛的方法与技巧，鼓励患者运用指导式想象、听轻音乐、阅读报刊杂志等，分散注意力，以达到精神放松、减轻疼痛。

6. 针刀松解、介入微创护理　治疗前询问患者有无晕针史，告知治疗目的及注意事项，治疗结束后观察局部有无出血、血肿等；严密观察生命体征，遵医嘱用药，观察伤口有无渗血渗液，24 小时内避免洗澡，保持针眼处辅料清洁干燥，预防局部感染。

7. 推拿理疗　防止粘连，注意恢复关节功能，给予舒筋通络、活血化瘀、消炎止痛。

8. 心理护理　护士详细地向患者讲解治疗的目的、方法及其注意事项，用心回答患者提出的问题，安抚患者，解除患者的焦虑及恐惧情绪，帮助患者梳理战胜疾病的信心。

9. 纠正颈姿　颈部姿势对颈椎病症状有明显影响，其中睡眠姿势影响尤大，指导患者良好的睡眠体位，使头颈部保持自然仰伸位，胸部及腰部保持自然曲度，上髋及双膝呈屈曲状，枕头高度以患者拳头直径为宜。合理的枕头对治疗和预防颈椎病十分重要，合理的枕头必须具备两项：科学的高度和舒适的硬度。合乎人体生理状况的枕头应该具有以下特点：曲线造型符合颈椎生理弯曲；枕芯可以承托颈椎全段，使颈肌得到充分的松弛和休息；枕芯透气性良好，避免因潮湿而加重颈部不适。

10. 防止跌倒坠床　指导患者改变体位时动作缓慢，避免诱发眩晕加重的姿势和体位，防止跌倒坠床的发生。

（五）护理评价

1. 患者疼痛感减轻，舒适感增强。

2. 住院期间未发生跌倒外伤。

3. 颈部不良姿势得以纠正。

4. 躯体活动度增加，自理能力得到提高。

（六）健康教育

1. 恢复期可采取一些固定和镇痛的措施，如用三角巾悬吊，遵医嘱给予活血化瘀、理气止痛的药物，必要时中药热敷减轻疼痛等。

2. 合理适度的体育锻炼，主要是运动颈椎、颈肩关节。

（1）颈部体操：头颈部缓慢进行前屈后伸、左右侧弯、内外旋转、放松动作、双肩及肋骨并拢动作。

（2）坐位：双手交叉紧握置于枕后，使头后仰，胸部前挺。

（3）仰卧位，颈项枕于枕上，使头后仰，然后左右转动头部。

3. 避免各种生活意外及运动损伤，如乘车中睡眠，急刹车时，极易造成颈椎损伤，故应防止坐车时尽量不要打瞌睡。

4. 颈椎病患者应摄取营养价值高的食品，如豆制品、瘦肉、谷物、海带、木耳、水果、蔬菜等。颈椎病患者应多食富含维生素 C 的食品。

5. 颈部保暖　睡眠和外出时颈部应避免冷风的直接侵袭，冬季可用围巾保护。

参 考 文 献

[1] 韩济生，倪家骧. 临床诊疗指南·疼痛学分册. 北京：人民卫生出版社，2007：111 – 112

[2] 刘俐，李芸，谢徐萍. 疼痛科护理手册. 北京：北京科学出版社，2015：85 – 186

[3] 赵继军. 疼痛护理学. 北京：人民军医出版社，2010：325 – 327

[4] 李春蕊，张雯，樊碧发. 数字评分法（NRS）与口述评分法（VRS）在老年慢性疼痛患者中的比较. 中国疼痛医学杂志，2016，22（9）：683 – 685

病例 22　小针刀治疗
"双膝关节、手关节疼痛"患者的护理

一、一般资料

患者徐××，女，54 岁。

主诉：双膝关节、双手关节疼痛 8 个月余。

现病史：患者 8 个月前无明显诱因出现左膝关节肿胀疼痛，呈间歇性、陈发性针扎样酸痛，病情反复发作，逐渐出现左足背、右膝关节、双手近端指间关节、颈部及双肩关节酸胀针刺样疼痛，疼痛间歇发作，每次发作持续时间约 1 个小时左右，双手关节肿胀后伴活动不利，无下肢放射痛，无皮疹，半月前于当地诊所就诊，口服止痛药物后效果不显（具体不详），未行系统治疗。今为求进一步治疗，来我院就诊，门诊以"膝关节炎、双手腱鞘炎、关节疼痛原因待查"收入院。患者发病以来，饮食可，睡眠正常，二便正常。体重未见明显变化。

既往史：既往血糖升高病史 4 年，空腹血糖 9.1mmol/L，规律服用二甲双胍治疗，未规律监测血糖；高血压病史 4 年，血压最高至 220/100mmHg，规律服用利血平治疗，未规律监测血压。否认冠心病病史，否认肝炎、结核、伤寒等传染病病史；无重大手术外伤及输血史；对"青霉素"过敏，未发现其他药物及食物过敏史；预防接种史不详。

个人史：生于原籍，无外地久居史；无疫区、疫水接触史，无其他不良嗜好。

婚育史：适龄婚育，育有 1 子 1 女，配偶与子女均体健。

月经史：已绝经，无痛经史。

家族史：父母已故，死因不详，否认家族遗传病史。

体格检查：T：36.5℃，P：79 次/分，R：16 次/分，BP：122/75mmHg。

患者中年女性，发育正常，营养中等，神志清楚，自主体位，检查合作。全身皮肤无黄染、无淤点、无出血点。全身浅表淋巴结未触及肿大。头颅发育正常，毛发分布均匀，眼睑无水肿，结膜无充血，巩膜无黄染，双侧瞳孔等大等圆，对光反射及调节反射存在，耳、鼻无异常，口唇无发绀，咽部无充血，扁桃体无肿大。颈软，无抵抗，颈静脉无怒张，气管居中,甲状腺无肿大。胸廓对称无畸形,双侧乳房对称,未触及明显包块。双肺呼吸音清晰,未闻及干、湿性啰音。心前区无隆起及凹陷,心界无扩大,心率79次/分,节律规整,各瓣膜听诊区无闻及病理性杂音。腹部平坦,腹软,无压痛,无反跳痛。肝、脾肋下未触及,Murphy's征阴性,肝、肾区无叩痛,肠鸣音无亢进,移动性浊音阴性。脊柱无畸形,四肢无畸形,双下肢无水肿。双下肢足背动脉搏动正常。肱二头肌反射正常,膝腱反射正常,腹壁反射正常。巴氏征阴性,布氏征阴性。专科查体:跛行步态,双掌指关节肿胀、屈伸欠灵活,双膝关节无畸形,双膝下蹲困难,双膝无负重下活动幅度可,右膝关节肿胀,局部皮温不高,双膝眼饱满,双侧髌上囊压痛(-),右侧膝内侧副韧带压痛(+),左膝外侧副韧带压痛(+),左侧内膝眼压痛(+),过伸、过屈试验(+),双侧浮髌试验(-),双侧麦氏征(-),髌骨研磨试验(+),双侧抽屉试验(-),双膝侧扳试验(-),双足背动脉搏动可。

辅助检查:暂无。

入院诊断:

中医诊断:膝痹(瘀血阻络)。

西医诊断:①膝关节骨性关节炎;②腱鞘炎;③关节疼痛原因待查;④2型糖尿病?⑤高血压病(3级 很高危)。

二、治疗经过

1. 疼痛科护理常规,Ⅱ级护理,低盐低脂饮食,医嘱留陪床人,疼痛综合评估,静脉血栓栓塞风险评估。

2. 完善三大常规、胸片、心电图、肝功能、肾功能、凝血常规等各项辅助检查,嘱患者行膝关节MR明确病情。

3. 给予胞磷胆碱钠、甲钴胺营养神经,择日行非血管DSA引导下"复杂性针刀松解术+普通臭氧注射术+关节腔减压术+关节腔灌注治疗术"。以上病情及治疗方案已向患者及家属讲明,均表示理解并配合治疗。

4. 患者及其家属对治疗效果满意,要求今日出院。患者膝关节疼痛基本缓解,今日可出院,嘱出院后加强颈部及双下肢肌力锻炼,勿受凉,勿劳累,2周后复诊,不适随诊。

出院诊断:

中医诊断:痹症(瘀血阻络)。

西医诊断:

1. 缓解性血清阴性对称性滑膜炎伴凹陷性水肿。

2. 膝关节骨性关节炎。

3. 颈椎病。

4. 腱鞘炎。

5. 2 型糖尿病。

6. 高血压病(3 级 很高危)。

7. 冠心病。

三、临床护理

(一)护理评估

1. 健康史　一般健康史,既往史,了解患者患病初期有无诱发因素。

2. 身体状况

(1)生命体征,神志,有无脉率增快、面色苍白等急性剧烈疼痛表现。此病多见于中老年人,女性多于男性。

(2)了解患者疼痛发作时的性质,疼痛部位,疼痛持续时间和疼痛触发点。

(3)了解各项化验、检查结果,如 X 线、B 超、MRI 检查。

3. 心理社会状况　了解患者的文化程度、对所患疾病的认识、心理状态及家庭经济状况等。

(二)护理问题

1. 舒适的改变　与患者肿胀、疼痛有关。

2. 焦虑、恐惧　与该病病程较长、康复缓慢、活动受限有关。

3. 相关知识缺乏　缺乏疾病治疗、护理、康复等相关知识。

4. 有跌倒的危险　与疼痛影响行走,活动障碍有关。

(三)护理目标

1. 患者主诉不适感减轻或消失,舒适感增加。

2. 减轻患者的焦虑及恐惧情绪,配合治疗及护理。

3. 患者自理能力提高。

4. 患者了解疾病及相关知识。

5. 有安全管理措施保护患者安全,无跌倒发生。

(四)护理措施

1. 一般护理

(1)避免诱因发作:①急性期疼痛明显者应绝对卧床休息。限制关节活动,防止关节进一步受损,加重病情;②病情观察:注意观察患者疼痛部位、关节肿胀、关节僵硬和活动受限的程度。抬高患肢,预防血栓形成;③饮食指导:多食蛋白质、钙质、胶原蛋白、异黄酮的食物,忌食生冷、刺激性食物。补充维生素,多饮水,防止便秘,忌烟酒。肥胖者减轻体重。

(2)疼痛护理:①加强生活护理,满足患者生活需要;②嘱患者生活中做一些力所能及的运动，但不要过于劳累；③减少髋、膝关节的负重，使用助行器、手杖步行，减少或避免长时间下蹲、站立、爬楼梯、爬山等活动。注意走路的姿势。

（3）用药护理：指导患者遵医嘱正确服用止疼药，观察药物疗效与可能发生的不良反应，如塞来昔布可导致胃肠道反应，食道炎、胃炎、口干、呕吐；可出现高血压加重；全身过敏反应等。

（4）心理护理：主动与患者加强交流，建立良好的护患关系。注意倾听患者的主诉，及时发现心理问题，给予相应的疏导，安抚患者，解除患者的焦虑及恐惧情绪，帮助患者树立信心。

（5）功能锻炼：由简到繁、由易到难、先被动到主动、主被动相结合、循序渐进、不疲劳。

（6）安全管理：根据患者情况留陪人。走道有扶手，地面干燥，无水渍。室内光线于充足，物品置于患者易取处，步行时使用手杖或助行器。

2. 针刀治疗术前护理

（1）按术前一般护理常规护理。

（2）全面评估患者一般情况，血压控制情况，有无心肺功能异常，有无手术禁忌证，了解实验室检查结果，以及 CT 或 MRI 检查结果。

3. 针刀治疗术后护理

（1）严密观察生命体征，警惕血栓的危险，为患者提供安静舒适的环境。

（2）做好伤口的观察及护理，观察伤口有无渗血渗液、肿胀、皮肤的色泽及温度变化，若有应及时通知医生并立即进行处理。

（3）饮食护理：进食高蛋白、高维生素、易消化食物，忌生冷、产气、刺激性食物。

（五）护理评价

1. 患者疼痛感减轻，舒适感增强。

2. 患者能够避免诱因发作，减少疼痛发作频次。

3. 手术后患者无不良反应及并发症的发生。

（六）健康教育

1. 疾病知识指导　告诉患者在日常生活中的注意事项，局部注意保暖，勿受寒，减少长时间下蹲、站立、爬楼梯等避免关节负重。可使用助行器、手杖步行。指导患者生活有规律，保持情绪稳定和健康心态，保持正常作息，合理饮食。

2. 用药指导与病情监测　如塞来昔布可导致胃肠道反应，食道炎、胃炎、口干、呕吐；可出现高血压加重；全身过敏反应等。

参 考 文 献

［1］韩济生，倪家骧．临床诊疗指南·疼痛学分册．北京：人民卫生出版社，2007：111－112

［2］刘俐，李芸，谢徐萍．疼痛科护理手册．北京：北京科学出版社，2015：85－186

［3］赵继军．疼痛护理学．北京：人民军医出版社，2010，3：325－327

［4］李春蕊，张雯，樊碧发．数字评分法（NRS）与口述评分法（VRS）在老年慢性疼痛患者中的比较．中国疼痛医学杂志，2016，22（9）：683－685

病例23 小针刀治疗
"头颈部疼痛"患者的护理

一、一般资料

患者崔××，男，60岁。

主诉：颈部疼痛不适伴左侧头痛7个月余，加重3个月。

现病史：患者7个月余前耳后乳突周围烫伤后出现颈部疼痛伴左侧头痛，左侧颞部、左侧枕后、左耳部、耳周部为著，无恶心呕吐，无摔倒，无心慌、胸闷，疼痛呈持续性钝痛，同时逐渐加重，不能自行缓解。曾口服"布洛芬、双氯芬酸钠缓释片、酚咖片、盐酸乙哌立松（妙钠）"，肌内注射"地塞米松、镇痛剂（具体不详）"进行治疗，当时效果尚可，后疼痛可反复发作，于2017年9月13日在我科住院治疗，先后行局部麻醉下经皮枕大神经和枕小神经射频损毁术和局部麻醉下行复杂性小针刀治疗，术后患者不适症状明显缓解，住院16天出院。出院后患者症状稳定，3个月前患者因劳累后复发，症状同前，难以忍受，现患者为求进一步治疗来诊，门诊以"颈源性头痛"收入院。患者自发病以来，纳眠差，二便调，体重无明显减轻。

既往史："糖尿病"史10余年，平时规律口服"二甲双胍"，血糖控制在8mmol/L，否认高血压、冠心病、脑血栓等病史。否认肝炎、结核病史及密切接触史，半年前因"鼓膜穿孔"于山东省千佛山医院行"左侧鼓室成形术"，否认其他手术、外伤史及输血史，未发现药物及食物过敏史，预防接种史随当地。

个人史：生长于原籍，否认外地久居史及疫区居住史，已戒烟15年，饮酒史40年，约1斤/天，已戒酒半年余。

婚育史：适龄结婚，育有2女1子，配偶及子女均体健。

家族史：父亲因"肺癌"去世，母亲因"脑出血"去世，有1个哥哥，1个妹妹，均身体健康。否认家族性显性遗传病及类似病史。

体格检查：T：36.5℃，P：76次/分，R：17次/分，BP：128/76mmHg。

患者老年男性，发育正常，营养中等，神志清楚，自主体位，检查合作。全身皮肤无黄染、无淤点、无出血点。全身浅表淋巴结未触及肿大。头颅发育正常，毛发分布均匀，眼睑无水肿，结膜无充血，巩膜无黄染，双侧瞳孔等大等圆，对光反射及调节反射存在，耳、鼻无异常，口唇无发绀，咽部无充血，扁桃体无肿大。颈软，无抵抗，颈静脉无怒张，气管居中，甲状腺无肿大。胸廓对称无畸形，双侧乳房对称，未触及明显包块。双肺呼吸音清晰，未闻及干、湿性啰音。心前区无隆起及凹陷，心界无扩大，心率76次/分，节律规整，各瓣膜听诊区无闻及病理性杂音。腹部平坦，腹软，无压痛，无反跳痛。肝、脾肋下未触及，Murphy's征阴性，肝、肾区无叩痛，肠鸣音无亢进，移动性浊音阴性。脊柱无畸形，四肢无畸形，双下肢无水肿。双下肢足背动脉搏动正常。肱二头肌反射正常，膝腱反射正常，腹壁反射正常。巴氏征阴性，布氏征阴性。

专科查体：颈椎生理曲度变直，颈椎活动度尚可，双颈2/3椎旁、左颈5/6、颈6/7椎旁压痛，双侧风池穴、肩胛内角、天宗穴压痛（+），左侧乳突压痛（+），叩顶试验（-），臂丛神经牵拉试验（-），左侧肱二头肌反射（++），左侧肱三头肌腱反射（++），左侧巴氏征（-），左侧霍夫曼征（+-）。

辅助检查：①颈椎平扫MR：颈椎退行性变：颈5/6、颈6/7椎间盘膨出并相应水平椎管轻度狭窄；②化验结果已回示：男性肿瘤全项（2018年3月8日）：铁蛋白：290.00↑ng/ml，糖化血红蛋白测定（色谱法）（2018年3月7日）：糖化血红蛋白：9.10↑%，C-反应蛋白测定（CRP）（免疫散射比浊法）（2018年3月7日）：C-反应蛋白：5.45↑mg/L，红细胞沉降率测定（ESR）（仪器法）（2018年3月7日）：血沉：44↑mm/h。

实验室检查示：脑脊液特殊蛋白（2018年3月26日）：脑脊液IgG：123.00↑mg/L，脑脊液白蛋白：770.00↑mg/L，脑脊液生化（2018年3月26日）：蛋白测定：90.10↑mg/dl，脑脊液葡萄糖：9.37↑mmol/L，脑脊液常规检查（CSF）（2018年3月25日）：潘氏试验：弱阳性。

入院诊断：

1. 颈源性头痛。

2. 蝶腭神经痛。

3. 混合型颈椎病。

4. 2型糖尿病。

5. 左侧鼓室成形术后。

诊疗计划：

1. 疼痛科护理常规，Ⅱ级护理，糖尿病饮食，医嘱留陪床人，疼痛综合评估，静脉血栓栓塞风险评估。

2. 完善入院各项辅助检查，如血常规、CRP、ESR、肝功能、肾功能、心电图、胸片等检查明确病情。

3. 给予患者营养神经等，给予曲马多缓释片止痛，三唑安定（佳乐定）镇静，对症支持治疗。

以上病情及治疗方案已向患者及家属讲明，均表示理解并配合治疗。

二、治疗经过

1. 疼痛科护理常规，Ⅱ级护理。

2. 完善三大常规、胸片、心电图、肝功能、肾功能、凝血常规等各项辅助检查。颅底增强 MRI 示：右侧颞骨岩尖部、颅底部、斜坡及寰椎右侧侧块区异常信号。

3. 给予胞磷胆碱钠、甲钴胺营养神经，地佐辛止痛、甲氧氯普胺（胃复安）预防药物不良反应，加用氯硝西泮镇静。择日在局部麻醉下行经皮枕小神经、耳颞神经、蝶颚神经射频损毁术，术后第一天，患者述颈部及左侧头部疼痛消失，但术后第三天自述疼痛有反复，与患者及家属充分沟通前签署情同意书后，行非 DSA 引导下颈椎脊神经后支感觉根射频椎热凝术，同时乳突部位给予理疗。

患者未诉明显不适，颈部不适伴左侧头痛症状较前有所减轻，饮食睡眠可，二便正常。患者对治疗效果满意，主动要求出院。嘱出院后加强注意防护，乳突部位继续行理疗处理，勿受凉，勿劳累，2 周后复诊，不适随诊。

出院诊断：

1. 乳突炎。

2. 颈源性头痛。

3. 蝶腭神经痛。

4. 混合型颈椎病。

5. 2 型糖尿病。

6. 左侧鼓室成形术后。

三、临床护理

（一）护理评估

1. **健康史**　一般健康史，家族史，既往史，了解患者患病初期有无诱发因素。

2. **身体状况**

（1）评估生命体征、神志等有无异常，。

（2）了解患者疼痛发作的特点，频次和持续时间，是否存在因头痛而日常动受限，胃部不适以及感光强烈等不适。

（3）了解患者服药情况及疗效。

3. **心理社会状况**　了解偏头痛对患者的情绪、睡眠、日常生活、工作和社交的影响；了解患者及家属对疾病及治疗方法的知晓和接受程度。

（二）护理问题

1. **疼痛**　偏头痛　与发作性神经血管功能障碍有关。

2. 焦虑　与偏头痛长期反复发作有关。

3. 睡眠障碍　与偏头痛长期反复、剧烈发作和焦虑等情绪改变有关。

4. 潜在并发症　高血压、消化道溃疡、头疼、恶心、呕吐。

5. 知识缺乏　缺乏偏头痛自我保健知识。

6. 有感染的危险　与血糖增高，脂代谢紊乱，营养不良，微循环障碍等有关。

7. 潜在并发症　酮症酸中毒、低血糖、高渗性昏迷等。

8. 知识缺乏　缺乏有关糖尿病自我管理的知识。

9. 活动无耐力　与严重代谢紊乱，蛋白质分解增加有关。

（三）护理目标

1. 患者诉疼痛消失或发作频次减少。

2. 患者能正确服用药物减轻疼痛，以及预防头痛发作。

3. 解除患者的焦虑及恐惧情绪。

4. 患者能有效预防并发症的发生。

5. 糖尿病相关知识增加。

6. 养成良好运动习惯，以有氧运动为主。

7. 糖化血红蛋白 HbA1c <7%。

（四）护理措施

1. 疼痛护理

（1）观察患者疼痛的特点、性质，避免外界因素诱发并加重疼痛。

（2）用药护理：指导患者遵医嘱正确服用止疼药，并告知药物可能出现的不良反应，嘱患者不要随意更换药物或自行停药，护士应观察、记录患者用药后反应。

（3）合理使用疼痛评估工具每天进行疼痛评分。

（4）嘱患者保护疼痛部位、掌握减轻疼痛的方法。指导患者松弛疗法，鼓励患者运用指导式想象、听轻音乐、阅读报刊杂志等，分散注意力，以达到精神放松、减轻疼痛。着重呼吸训练、调息的运动（例如瑜伽、气功），可帮助患者稳定自律神经系统、减缓焦虑、肌肉紧绷等症状。

2. 恶心呕吐对症处理。

3. 饮食护理　注意饮食的合理性，忌食酪胺含量高的易诱发偏头痛的食物，如巧克力、乳酪、柑橘、酒精类食物，多食富含维生素 B_1 的谷类、豆类食物以及新鲜水果、蔬菜等。戒烟酒。

（1）制定总热量，成年人休息状态下每天每公斤理想体重给予热量 30kcal，轻体力劳动 30～35kcal，中体力劳动 35～40kcal，重体力劳动 40kcal 上。

（2）食物组成总的原则是高碳水化合物，低脂肪，适量蛋白质和高纤维的食。

（3）主食的分配应是定时定量，根据患者生活习惯、病情和配合药物治疗。

（4）超重者忌吃油炸油腻食物。

（5）增加膳食纤维摄入；丰富的维生素、矿物质；多饮水，限制饮酒；少量多餐，定时定量进餐。

（6）每日食盐 <6g，严格限制各种甜食。

4. 物理治疗患者的护理　向其介绍不同物理治疗的原理、功效、及疗程，询问有无禁忌证；保持物理治疗室温湿度适宜，定时开窗通风；清洁患者治疗部位皮肤，冬天治疗部位注意。保暖；治疗中密切观察患者治疗反应，避免出现电击伤、热损伤、机械伤等医源性损伤。

5. 心理护理　护士应与患者沟通交流，加强宣教，使其对偏头痛发病机制、临床表现与治疗过程有所了解；帮助患者积极调整心态，解除不必要的忧虑，建立战胜疾病的信心；鼓励患者做头疼日记；采取松弛疗法减轻头疼，提高患者的依从性。

（五）护理评价

1. 患者诉头痛减轻，舒适感增强。

2. 患者能够避免诱发因素，减少疼痛发作频次。

3. 治疗期间患者无不良反应及并发症的发生。

4. 患者养成合理的饮食运动习惯定期监测血糖。

（六）健康教育

1. 帮助患者建立科学的偏头痛防治概念和目标。

2. 帮助患者保持健康的生活方式，寻找并采取有效措施避免各种偏头痛的诱因，如忌食酪胺含量高的易诱发偏头痛的食物，如巧克力、乳酪、柑橘、酒精食物，注意气候变化、避免闪光、强电、噪声等刺激；女性患者月经期避免情绪紧张。

3. 指导患者积极采取减轻头痛的方法，充分利用非药物干预手段，如发作期卧床休息、脱离紧张的工作环境，保持环境安静、舒适、光线柔和；按摩、理疗等。

4. 嘱咐患者头痛严重发作应及时遵医嘱服用止痛药物，不能自行加大药物剂量，以免导致药物依从性头痛。

5. 指导患者做头疼日记，提供头疼发作的准确信息。

6. 口服药物的指导　按照药物的服药方法服用各类药物，同时注意各类药物的不良反应及禁忌证，定时监测血糖，以防低血糖的发生。

7. 根据患者病情，遵医嘱按时监测血糖。

8. 做好心理护理，避免精神紧张和刺激。

9. 详细介绍糖尿病患者饮食控制的意义，教会患者熟练掌握胰岛素注射技术。向患者介绍胰岛素的性能及胰岛素与低血糖的关系，正确储存胰岛素的方法，以及低血糖的简单处理等。患者随身携带卡片，注明姓名、住址、病名，发生意外时便于抢救。

　　10. 注意个人卫生，经常洗澡，切勿受凉，生活要规律，防止感染，保持精神愉快。

　　11. 定期门诊复诊 3~6 个月复查 HbA1c。

参 考 文 献

[1] 尤黎明，吴瑛. 内科护理学. 北京：人民卫生出版，2017：568 - 589

[2] 刘俐，李芸，谢徐萍. 疼痛科护理手册. 北京：北京科学出版社，2015：215 - 222

[3] 韩济生，倪家骧. 临床诊疗指南·疼痛学分册. 北京：人民卫生出版社，2007

[4] 中华医学会糖尿病分会. 中国 2 型糖尿病防治指南（2017 年版）. 中国实用内科杂志，2018，38（4）：292 - 344

病例 24　小针刀治疗 "咽痛"患者的护理

一、一般资料

患者魏××，女，64 岁。

主诉：咽痛 1 年余，加重 1 个月余。

现病史：患者 1 年前无明显诱因出现咽部疼痛，为阵发性刺痛，吞咽及咳嗽时加重，饮食欠佳，无咳痰，无胸闷、憋气，无反酸、嗳气，无腹痛、腹胀，无头晕、头痛，轻度乏力，无尿频、尿急、尿痛，曾就诊于当地医院，诊为"舌咽神经炎"，给予"卡马西平、甲钴胺"对症处理，效果欠佳。为求系统治疗，于 2018 年 4 月 20 日来我院就诊，考虑为"舌咽神经痛"，住院给予射频温控热凝术治疗后，患者好转出院。患者出院后一般情况好，咽痛未复发，1 个月前患者无明显诱因再次出现咽痛，以右咽部疼痛明显，疼痛呈阵发性，自行口服清热解毒等中药治疗后，疼痛可稍缓解。为求进一步系统治疗，特来我院就诊，门诊以"舌咽神经痛"收入院。患者自发病以来，饮食、睡眠欠佳，小便正常，大便正常，体重较前轻度下降(具体不详)。

既往史：否认高血压、冠心病及糖尿病病史，否认肝炎、结核、伤寒或其他传染病史及密切接触史。否认重大外伤及手术史，无输血史。未发现药物及食物过敏史，预防接种史随当地。

个人史：生于原籍，无外地久居史。否认疫区、疫水密切接触史。否认工业毒物、其他有毒化学物品及放射性物质密切接触史。不吸烟，偶少量饮酒。否认冶游史。

婚育史：1982 年结婚，育有 1 子，配偶及儿子体健。

月经史：月经规律，经量中等，无血块及痛经。

家族史：父母已故，死因不详。有 2 哥 1 姐 1 弟，身体健康。否认家族性重大遗传病史、传染病史及肿瘤病史。

体格检查：T: 36.1℃，P: 86 次/分，R: 24 次/分，BP: 150/89mmHg。

患者老年女性，发育正常，营养中等，神志清楚，痛苦面容，自主体位，检查合作。

全身皮肤无黄染、无淤点、无出血点。全身浅表淋巴结未触及肿大。头颅发育正常，毛发分布均匀，眼睑无水肿，结膜无充血，巩膜无黄染，双侧瞳孔等大等圆，对光反射及调节反射存在，耳、鼻无异常，口唇无发绀，咽部无充血，扁桃体无肿大。颈软，无抵抗，颈静脉无怒张，气管居中，甲状腺无肿大。胸廓对称无畸形，双侧乳房对称，未触及明显包块。双肺呼吸音清晰，未闻及干、湿性啰音。心前区无隆起及凹陷，心界无扩大，心率86次/分，节律规整，各瓣膜听诊区无闻及病理性杂音。腹部平坦，腹软，脐周有轻压痛，无反跳痛。肝、脾肋下未触及，Murphy's征阴性，肝、肾区无叩痛，肠鸣音无亢进，移动性浊音阴性。脊柱无畸形，四肢无畸形，双下肢无水肿。双下肢足背动脉搏动正常。肱二头肌反射正常，膝腱反射正常，腹壁反射正常。巴氏征阴性，布氏征阴性。专科查体：粗测记忆力、计算力、理解力、定向力等高级神经功能粗测正常。粗测双侧视觉、嗅觉正常，听力正常。双侧眼睑无下垂，双瞳孔等大、等圆，直接对光反射及间接对光反射灵敏。双侧眼球向各方向活动灵活。双侧角膜反射存在。双侧额纹对称，鼻唇沟无变浅，口角无偏斜。双侧转头、耸肩有力。伸舌居中，无明显舌肌萎缩及震颤。四肢肌力肌张力正常，双侧膝反射、肱二头肌反射（＋＋）。颈软，脑膜刺激征（－）。耳后、舌根、咽部疼痛，舌根部有扳机点，张口不受限，咬肌无萎缩，耳后乳突旁压痛（＋），病理征（－）。

辅助检查：2018年4月20日本院颅脑、颈椎CT颅骨重建未见明显异常，颈椎退行性变，颈3/4、颈4/5椎间盘略突出。

入院诊断

中医诊断：咽痛（瘀血阻络）。

西医诊断：舌咽神经痛。

二、治疗经过

1. 疼痛科护理常规，Ⅱ级护理，普通饮食，疼痛综合评估，静脉血栓栓塞风险评估。

2. 完善三大常规、胸片、心电图、肝功能、肾功能、凝血常规等各项辅助检查。

3. 给予止痛、活血化瘀等治疗。

4. 择期行舌咽神经射频治疗。

于住院第6日在局部麻醉＋心电监护下，于介入室行CT引导下舌咽神经射频热凝毁损术。患者平侧卧于治疗床上，采用下颌角侧入路穿刺法，以乳突下缘前为标记点，以标记点为中心用0.75%碘伏无菌纱布以标记点为中心进行常规消毒，铺无菌洞巾。1%利多卡因局部麻醉后，应用10cm射频针于标记点进针，自标记进针的深度后，推至所测的深度，患者出现下颌、舌咽触电样疼痛，于CT下定位后调整穿刺针的位置和进针深度，确定位置后，测阻抗为205Ω，分别行感觉及运动测试，患者无明显不适，以75℃脉冲射频，2次。热凝过程中患者述右侧面部无麻木，术中测角膜反射存在。术程顺利，患者安返病房。治疗期间患者无心慌、头晕、恶心、呕吐等不适症状。生命体征均正常。术后患者诉右面部咽痛消失，无触及痛，大小便未见明显异常，饮食可，睡眠可。于术后第二天出院，出院后继续目前的卡马西平口服，勿受凉，勿劳累，2 周后复诊，不适随诊。

出院诊断：

中医诊断：咽痛（淤血阻络）。

西医诊断：舌咽神经痛。

三、临床护理

（一）护理评估

1. 评估患者健康史，患者 1 年前无明显诱因出现咽部疼痛，为阵发性刺痛，吞咽及咳嗽时加重，无既往史。

2. 评估疼痛部位、性质、程度于规律　咽部疼痛明显，疼痛呈阵发性，疼痛评分：5 分。

3. 辅助检查（颈椎 CT）　颈椎退行性变，颈 3/4、颈 4/5 椎间盘略突出。

4. 心理社会支持状况　自发病以来，饮食、睡眠欠佳，小便正常，体重较前轻度下降，患者及家属对疾病及治疗方法的知晓并接受。

（二）护理问题

1. 疼痛　与舌咽神经变性、鼻咽部肿瘤及炎症等有关。

2. 焦虑或抑郁　与长期激烈疼痛、睡眠障碍有关。

3. 知识缺乏　缺乏舌咽神经痛自我保健知识。

4. 潜在并发症　机体代谢紊乱、心血管及自主神经功能障碍有关。

（三）护理目标

1. 患者疼痛感消失或减轻。

2. 患者能够叙述诱发或加重疼痛的因素，并设法避免。

3. 解除患者的焦虑及恐惧情绪。

（四）护理措施

1. 避免诱因

（1）进食温软不需咀嚼的食物，发作期间给予流质饮食或半流质饮食；避免风吹与寒冷刺激；避免触及面部"扳机点"（扳机点是指某些特殊的非伤害性刺激，如轻轻触摸或牵拉，作用于某些局部即可诱发舌咽神经痛的发作，扳机点位于疼痛的同侧，说话、吞咽、舌部运动可诱发疼痛，触摸患侧咽部、扁桃体、舌根及下颌角等扳机点也可诱发疼痛。

（2）减少说话，疼痛发作频繁时可采用笔谈方式询问病情。

（3）做好口腔护理，温盐水漱口，保持口腔的清洁，以防感染。

2. 用药护理　舌咽神经痛的患者因服用卡马西平(药物治疗首选)、阿米替林等药物，常常出现头晕、嗜睡、口干、恶心、步态不稳、肝功能损害、皮疹、白细胞减少等不良反应，护士应密切观察、记录，告知患者有些症状数天后可自行消失，不要随意更换药物或自行停药。

3. 舌咽神经阻滞治疗的护理

(1)治疗前全面评估患者一般情况，血压控制情况，有无心肺功能异常，有无手术禁忌证，了解实验室检查结果，以及头颅 CT 或 MRI 检查结果。

(2)治疗后颌面部麻木，应嘱进食温软食物，以防烫伤、咬伤口腔黏膜。穿刺点保持干燥，预防感染。

4. 舌咽神经毁损术的护理

(1)治疗前全面评估患者一般情况，血压控制情况，有无心肺功能异常，有无手术禁忌证，了解实验室检查结果，以及头颅 CT 或 MRI 检查结果。详细解释治疗目的、可能的风险及注意事项等。

(2)术后密切观察患者有无头疼、发热、恶心呕吐、头面部感染、颅内颅底出血及血肿等表现，及时报告医生及时处理。

5. 心理护理　护士应多与患者沟通交流，加强宣教，使其对舌咽神经痛发病机制、临床表现与治疗过程有所了解；建立良好的护患关系，得到患者的信任、理解、配合，帮助患者积极调整心态，解除不必要的忧虑，建立战胜疾病的信心；鼓励患者做疼痛日记；采取松弛疗法减轻疼痛。

(五)护理评价

1. 患者疼痛感减轻，舒适感增强，疼痛评分：1 分。
2. 患者能够避免诱因发作，减少疼痛发作频次。
3. 治疗后患者无不良反应及并发症的发生。

(六)健康教育

1. 疾病知识宣教　帮助患者及家属掌握舌咽神经痛相关知识与自我护理方法。

2. 指导患者避免诱发因素　洗脸、刷牙动作轻柔；进食清淡无刺激的软食，严重者进流质饮食，避免触及"扳机点"等。

3. 用药与随访指导　嘱咐患者遵医嘱合理用药；服用卡马西平者每 1 ~ 2 个月检查一次血常规、肝功能；防跌倒；出现晕眩、步态不稳和皮疹及时就医。

4. 疼痛缓解期间及时进食高蛋白、高营养、高维生素饮食。

参 考 文 献

［1］尤黎明，吴瑛．内科护理学(第5版)．北京：人民卫生出版社，2012：838－840

［2］刘俐，李芸，谢徐萍．疼痛科护理手册．北京：北京科学出版社，2015：215－222

［3］韩济生，倪家骧．临床诊疗指南·疼痛学分册．北京：人民卫生出版社，2007：68－81

病例 25 小针刀治疗
"腰背部疼痛伴脊柱僵直"患者的护理

一、一般资料

患者王××，女，49岁。

主诉：腰背部疼痛15年，加重伴脊柱僵直8年。

现病史：患者15年前无明显原因出现腰部疼痛，呈间断性，无下肢放射痛，疼痛时行走及活动困难，休息时减轻，偶有晨僵乏力，与天气变化无明显相关。到当地医院行骶髂关节片查HLB27阳性，确诊为"强直性脊柱炎"，未服药治疗，未予重视。8年前开始出现脊柱僵直，活动受限，于省中医院长期服用中药治疗，疼痛明显减轻，僵直感逐渐加重至不能转头、转身，耸肩困难，休息后疼痛症状无明显缓解，无发热。今为求进一步治疗，来我科就诊，门诊以"强直性脊柱炎"收住院。患者自发病以来，饮食、睡眠欠佳，二便正常，体重未见明显变化。

既往史：既往"高血压病"病史10年，血压最高可达180/110mmHg，规律口服"替米沙坦片"，血压控制在130/80mmHg；既往"糖尿病"病史1年余，空腹血糖最高可达8mmol/L，规律口服"二甲双胍"，自诉血糖控制平稳；8年前曾行子宫肌瘤切除术。否认肝炎、结核等传染病病史，无重大外伤手术史，无输血史，对喹诺酮类药物过敏，未发现其他食物、药物过敏史，预防接种史不详。

个人史：生于原籍，无长期外地居住史。无吸烟史，偶尔饮酒，无疫区疫水接触史，无工业毒物、粉尘及放射性物质接触史。

婚育史：适龄结婚，育有1女，配偶及女儿均体健。

月经史：既往月经规律，无痛经史。

家族史：父亲肺癌去世，母亲患有"高血压病"及"糖尿病"，1哥3姐1弟。否认家族传染病及遗传病史。

体格检查：T: 36.5℃，P: 70次/分，R: 17次/分，BP: 139/85mmHg。

患者中年女性，发育正常，营养中等，神志清楚，自主体位，检查合作。全身皮肤无黄染、无淤点、无出血点。全身浅表淋巴结未触及肿大。头颅发育正常，毛发分布均匀，眼睑无水肿，结膜无充血，巩膜无黄染，双侧瞳孔等大等圆，对光反射及调节反射存在，耳、鼻无异常，口唇无发绀，咽部无充血，扁桃体无肿大。颈软，无抵抗，颈静脉无怒张，气管居中，甲状腺无肿大。胸廓对称无畸形，双侧乳房对称，未触及明显包块。双肺呼吸音清晰，未闻及干、湿性啰音。心前区无隆起及凹陷，心界无扩大，心率 70 次／分，节律规整，各瓣膜听诊区无闻及病理性杂音。腹部平坦，腹软，无压痛，无反跳痛。肝、脾肋下未触及，Murphy's 征阴性，肝、肾区无叩痛，肠鸣音无亢进，移动性浊音阴性。脊柱无畸形，四肢无畸形，双下肢无水肿。双下肢足背动脉搏动正常。肱二头肌反射正常，膝腱反射正常，腹壁反射正常。巴氏征阴性，布氏征阴性。

专科查体：脊柱生理曲度变直，活动度明显受限，颈椎旋转度 0 度，枕墙距 3cm，颌柄距 16cm，指地距离 25cm，胸廓活动度 1cm。骶髂关节无压痛，双侧"4"字征（＋），双侧膝腱反射（＋＋），双侧跟腱反射（＋＋），四肢肌力正常，双侧下肢深浅感觉未触及异常。病理反射未引出。

辅助检查：

2016 年 11 月 26 日：东营市正骨医院腰椎正侧位片：强直性脊柱炎累及腰椎及骶髂关节改变（未见报告单）。

2017 年 11 月 9 日：山东省中医院颈椎正侧位片：强直性脊柱炎累及颈椎改变。

入院诊断：

中医诊断：大偻（寒湿阻络）。

西医诊断：

1. 强直性脊柱炎。

2. 高血压病（3 级很高危）。

3. 2 型糖尿病。

二、治疗经过

1. 疼痛科护理常规，Ⅱ级护理，糖尿病饮食，医嘱留陪床人，疼痛综合评估，静脉血栓栓塞风险评估。

2. 完善三大常规、胸片、心电图、肝功能、肾功能、凝血常规等各项辅助检查。

3. 给予胞磷胆碱钠改善微循环。

4. 排除手术禁忌证，签署知情同意书，择日分次行非血管 DSA 引导下"复杂性针刀松解术＋周围神经嵌压松解术＋臭氧注射术"治疗，同时给予中药内服滋补肝肾、温阳祛湿治疗。疼痛减轻，指导功能锻炼，出院。

出院诊断：

中医诊断：大偻（寒湿阻络）。

西医诊断：

1. 强直性脊柱炎。

2. 高血压(3 级，很高危)。

3. 2 型糖尿病。

三、护理

(一)护理评估

1. 健康史

(1)一般健康史，既往史，职业。

(2)评估病史，询问患者的发病年龄及病情进展，了解患者起病初期有无诱发因素，如体位不当、受寒或体力活动时突然加重等。

2. 身体状况

(1)评估生命体征，神志等有无异常情况。

(2)评估疼痛：疼痛程度、部位、性质、持续时间、疼痛触发点。

(3)评估关节活动度以及肌力评分。

(4)了解各种实验检查结果，如实验室检查(主要是炎性指标和自身抗体类风湿因子)；影像学检查如 X 线平片、CT、磁共振等；特殊检查：关节穿刺术、关节镜及关节滑膜活检。

3. 心理社会状况　评估患者心理状况、日常生活能力。

(二)护理问题

1. 舒适的改变　与疼痛，关节活动受限有关。

2. 自理能力下降　与关节累计致残的程度有关。

3. 焦虑/恐惧　与担心预后，疾病反复发作有关。

4. 跌倒的危险　与关节导致的肢体活动受限有关。

5. 相关知识缺乏　与缺乏如何预防关节炎的方法和相关药物用法的知识有关。

(三)护理目标

1. 短期目标　控制炎症，消除或减轻疼痛，防止畸形，矫正不良姿势，维持或改善肌力、体力及关节活动范围，最大限度恢复患者正常生活、工作和社交能力。

2. 长期目标　通过实施物理疗法、作业疗法为主等综合措施，最大限度地促进功能障碍的恢复，争取患者达到生活自理，回归社会。

(四)护理措施

1. 急性期　以关节疼痛、肿胀为主要临床表现，局部炎症及全身症状较明显，护理的目的是解除疼痛、消除炎症和预防功能障碍

（1）合理休息及正确体位：急性炎症期伴有发热、乏力等全身症状的患者应卧床休息，但卧床时间要适度，不可过长。过分的静止休息易造成关节僵硬、肌肉萎缩和体能下降，因此应动静合理安排。卧床时要注意良好体位，白天要采取固定的仰卧姿势，晚上才允许头垫枕，枕头不宜过高。尽量避免睡软床垫，床的中部不能下垂凹陷，以免臀部下沉，引起双髋关节屈曲畸形。有时为减轻疼痛，可在双膝下方放枕头，但易使膝呈屈曲挛缩。为避免双足下垂畸形，卧床时应在足部放支架，将被服架空，以防被服压双足（特别仰卧时）而加速垂足出现。同时要鼓励患者定期将双足前部蹬于床端横档处，以矫正足下垂畸形。仰卧、侧卧交替，侧卧时避免颈椎过度向前屈。

（2）夹板治疗：关节疼痛和肿胀严重时，应使关节制动，以减轻疼痛和避免炎症加剧。夹板的作用是保护和固定急性炎性组织，最终目的是保存一个既可活动又具有功能的关节。急性炎症渗出的关节应用夹板制动，医用热塑板材加热后固定关节，比较方便，夹板固定各个关节。制动是消肿止痛的有效方法，但关节制动后，可能出现关节的强直，因此制动时应将关节置于功能位，夹板应每天去除一次，以施行适度训练，预防关节僵硬的发生。

2. 亚急性期　该期治疗重点是防止疾病加剧及纠正畸形，维持全身健康状况。

（1）适度休息和活动：患者仍需卧床休息，但时间应逐渐减少。白天要逐步减少夹板固定的时间，直至仅在晚上使用夹板。当患者可以主动练习时，可按以下程序进行：①患者卧床进行肌肉的等长收缩练习和主动助动练习；②坐位继续锻炼并逐步延长锻炼时间；③站立位训练，重点练习平衡；④在扶车或有他人支持下进行走路练习，也可使用轮椅代步；⑤使用拐杖练习行走。

（2）保持良好的姿势：不适当体位和姿势常引起肢体挛缩。不适当姿势由不正常关节位置所造成，故站立时，头部应保持中立，下颌微收，肩取自然位，不下垂、不耸肩，腹肌内收，髋、膝、踝均取自然位；坐位时采用硬垫直角靠椅，椅高为双足底平置地面，膝呈90°屈曲为宜。保持伸屈肌力的平衡十分重要。

（3）作业治疗和日常生活活动训练：对日常生活自理能力较差的患者，要鼓励其尽量独立完成日常生活活动训练，如进食、取物、倒水、饮水、梳洗、拧毛巾、穿脱衣裤、解扣、开关抽屉、手表上弦、开关水龙头、坐、站、移动、下蹲、步行、上下楼梯等。

（4）矫形器及辅助用具的应用：如果已有四肢关节活动功能障碍，影响日常生活，则应训练健肢操作和使用辅助器具，必要时还要调整和改善家居环境，来适应残疾者的需要。夹板、拐杖、轮椅等的应用能减轻关节畸形发展，缓解疼痛，防止因关节不稳定而进一步受损。通常夹板用于腕、掌、指关节及指间关节。固定夹板常用于急性期或手术后，应定期去除并进行关节活动。如行走困难，可用拐杖或助行器等步行辅助器具，来减轻下肢负荷，可装上把柄以减少对手、腕、肘、肩的负重。手指关节严重活动障碍，可用长柄梳、长柄勺等矫形器，补偿关节活动受限所带来的生活困难。这些辅助器具应在认真训练的前提下使用，反之会加重关节挛缩和肌力下降。

（5）物理治疗：在急性期和亚急性期，均可应用物理疗法：①局部冷疗法；②水疗：包括矿水浴、盐水浴、硫化氢浴等，温度以 38～40℃ 为宜，有发热者不宜用水疗法；③紫外线红斑量照射，具有消炎和脱敏的作用；④磁疗：有消炎、消肿、镇痛作用；⑤低中频电疗：可改善局部血液循环，促进渗出吸收，缓解肌紧张，达到镇痛作用；⑥蜡疗：能改善循环和缓解挛缩的作用。

3. 慢性期　治疗重点应用物理因子治疗来缓解肌痉挛和疼痛，以改善关节及其周围组织的血液与淋巴循环，减轻组织的退行性改变，尽可能增加关节活动范围、肌力、耐力和身体协调平衡能力。

（1）物理治疗：①全身温热：如湿包裹法、温泉疗法、蒸气浴、沙浴、泥疗等；②局部温热疗法：如热水袋、温水浴、蜡疗、红外线、高频电疗法，特别是微波，对全身影响较小，每天 1～2 次，每次 20～30 分钟。同时结合中草药熏洗或熨敷，效果更好；③电热手套：对患者进行热疗时手套内温度可达 40℃，每次 30 分钟，每日 2 次，可减轻疼痛，但不能改善晨僵程度，也不能阻止关节破坏。

（2）运动治疗：目的在于增加和保持肌力、耐力、维持关节活动范围，提高日常生活能力，增加骨密度，增强体质。

（3）手法按摩、牵伸：对关节和周围软组织进行按摩，有利于改善循环，减轻炎症、肿胀，放松肌肉，缓解疼痛，解除组织粘连，防止肌肉萎缩，提高关节活动能力。施行手法时，可由自己或他人徒手在病变关节及软组织作轻揉、按压、摩擦等。对水肿的关节或肢体可从远端向近端推按、轻揉、摩擦，对病变时间较长的关节，应在关节周围寻找痛点（区）或硬结，有重点地进行揉按，但应避免直接在关节表面上大力按压或使两关节面间用力摩擦。有关节僵硬、周围软组织粘连、挛缩时，在按摩后给予关节牵引，对关节周围软组织进行牵伸，可徒手牵伸，也可利用自身重量、滑轮或棍棒（体操棒）等牵伸，选用何种牵张方式应根据实际情况做选择。牵张前应有温热疗法、超声波等治疗可减轻疼痛，提高牵伸效果，对有中等量至大量积液、关节不稳定的关节应避免用力牵张。

（4）肌力锻炼：在急性炎症期或关节固定期，虽然关节不宜做运动，但为保持肌力，可进行肌肉静力性收缩训练。恢复期或慢性期，可在关节能耐受的情况下，加强关节的主动运动，适当进行抗阻力练习。

1）等长收缩：用于保护炎症性关节病变患者的肌力，因可使肌肉产生最大张力而对关节的应力最小，每日只要有数次的最大等长收缩就能保持或增加肌力和耐力，因此等长收缩训练对关节炎患者是简便安全可行的方法。

2）等张收缩：关节炎症已消失的患者可进行等张运动。游泳池内或水中均是等张运动的良好环境，由于浮力使作用于关节的应力减少，一定的水温更有助于关节周围肌肉等软组织松弛，因此水中等张运动很适合于关节炎患者。

3）关节操

手指关节体操：①用力握拳→张开手指；②各指分开→并拢；③各指尖轮流与拇指对指。

腕关节体操：①手指伸直。腕关节上下摆动作屈伸练习；②手指平放，掌心向下，手向桡、尺侧往返摆动；③手做绕换活动；④双手胸前合掌，两腕轮流背伸。

肘关节体操：①屈肘手触肩→复原；②两臂自然靠在身边。轮流屈伸肘。

前臂旋转体操：①准备姿势：肘屈成90°。前臂旋后，使手掌向着面部；②双手拧毛巾练习。

髋关节体操：①仰卧，两腿轮流屈髋屈膝→伸直；②仰卧（腿伸直），髋关节内收→外展；③仰卧（膝伸直），髋关节内旋→外旋；④立位（膝保持伸直），直腿前踢（屈髋）→直腿后伸（伸髋）。

膝关节体操：①卧位，屈膝关节，使足跟尽量靠近臀部；②坐位（膝屈位），伸展膝关节至最大范围，然后放下。

踝关节体操：①坐位或仰卧位，足背屈起→屈向下；②坐位或仰卧位，足向内摆（内收）→向外摆（外展）；③足踝绕环运动。

趾关节体操：足趾向上屈起→复原→向下卷曲→复原。

另外，还有行走、跑步、自行车、游泳、划船等运动，应用时根据关节炎症情况和心肺功能确定其强度。常用于关节炎恢复中后期增强心血管功能，提高体质。

（5）关节保护：关节炎患者在日常生活中应重视保护关节，合理使用关节，这样可以减轻关节的炎症及疼痛；减轻关节负担，避免劳损；预防关节损害及变形；减少体能消耗。

1）姿势正确：休息时要让关节保持良好的姿势，工作时应采用省力姿势及采取省力动作，并常更换姿势或动作，以免关节劳损或损伤。

2）劳逸结合：工作与休息合理安排。需长时间持续工作时，应在中间穿插休息。工作过程中最好能让关节轮流休息。

3）用力适度：不要勉强干难以胜任的重活。用力应以不引起关节明显疼痛为度。

4）以强助弱：多让大关节、强关节为小关节、弱关节代劳，以健全的关节扶助有炎症的关节，减轻受累关节的负担。

5）以物代劳：使用各种辅助器具协助完成日常生活活动，以弥补关节功能缺陷，减轻受累关节的负担。

6）简化工作：在工作之前先做好计划，并做好一切准备工作，把复杂工作分成多项简单工作来完成。

（6）节约能量：使用合适的扶助装置，在最佳体位下进行工作或 ADL；改造家庭环境，以适应疾病的需要；休息与活动协调；维持足够肌力；保持良好姿势；对于病变关节，可在消除或减轻重力的情况下进行。

（7）心理护理：类风湿关节炎无特异疗法，患者年龄轻，带病生存期长，容易产生异常的心理状态，如恐惧、焦虑等。给予心理干预有利于维护正常的免疫功能，应教育患者面对现实，参与病情讨论，共同制订康复计划，并获得必要的家庭支持。对骨性关节炎患者，使其了解本病虽然有一些痛苦和不便，但一般不致严重残疾，更不会造成瘫痪。受累关节软骨虽不能恢复正常，但积极合理的治疗和康复训练可明显改善病程的自然预后，对患者是十分有利的，应长期坚持。消除治疗的顾虑和恐惧等不良心理反应，帮助患者做好训练前的必要准备（如排空大小便等），治疗部位的准备（穿大小、松紧、厚度适宜的衣服），合理安排治疗项目和时间以免引起患者的不适，影响康复治疗效果，随时纠正患者在日常生活中的不良动作，以达到强化训练的目的。

（8）各种针刺、小针刀松解、抽取关节液的护理：治疗前询问患者有无晕针史，告知治疗目的及注意事项，治疗结束后观察局部有无出血、血肿等，注意局部保暖，24 小时内避免洗澡。

（9）防止跌倒坠床：指导患者改变体位时动作缓慢，避免诱发眩晕加重的姿势和体位，防止跌倒坠床的发生。

（10）心理护理：耐心倾听患者的诉说，理解、同情患者的感受，对患者提出的问题给予明确有效的回答，建立良好的护患关系。向患者委婉说明焦虑对身心健康可能产生的不良影响，帮助并指导患者及家属应用松弛疗法如按摩、听音乐等。为患者创造安静、无刺激的环境，限制患者与具有焦虑情绪的患者及亲友接触。

（五）护理评价

1. 患者疼痛感减轻，舒适感增强。

2. 住院期间未发生跌倒外伤。

3. 关节炎得以改善。

4. 躯体活动度增加，自理能力得到提高。

（六）健康教育

1. 合理用药　关节炎的早期，关节肿胀和疼痛明显时应使用糖皮质激素类、消炎镇痛药、金制剂及免疫抑制剂，这些药物可有效减轻肿胀、疼痛和僵硬，控制病情。要注意其不良反应的发生，如非甾体抗炎药其毒性有胃肠道出血、胰、肝、肾等脏器的损害，指导患者合理、按时服药，不可随便停药，出院后要定期随诊。

2. 合理指导　指导患者及家属掌握疾病相关知识，了解康复治疗和训练的重要性，鼓励患者建立同疾病作斗争的信心。患者应在家属协助下，进行适当的运动锻炼，以维持和改善关节功能和减少并发症的发生。家属应辅助和督导患者进行各种功能锻炼，以保持患者基本生活活动能力，满足其基本生活需要，并给予鼓励和体贴。根据残疾程度，学会使用轮椅、拐杖等辅助工具。

3. 锻炼指导　患者在日常生活中应重视保护关节，合理使用关节，这样可以减轻关节疼痛；减轻关节负担，避免劳损；预防关节损害及变形；并能减少体能消耗。

4. 积极预防　注意和避免发病诱因，天气变化合理增减衣物，预防感冒。

参 考 文 献

[1] 燕铁斌. 康复护理学(第 3 版). 北京：人民卫生出版社, 2012, 241 – 247

病例 26 小针刀治疗
"腰部伴髋部疼痛"患者的护理

一、一般资料

患者张××,男,80 岁。

主诉:腰痛伴右髋部酸胀疼痛 1 年余,左髋关节疼痛 3 个月。

现病史:患者 1 年前无明显诱因出现腰部阵发性酸痛,及右下肢放射痛,疼痛范围由腰部沿右髋、右臀部至右下肢外侧放射至外侧小腿,弯腰提物、行走活动及劳累后腰部疼痛加重,休息后减轻,疼痛与天气变化无明显相关,曾于山东多家医院就诊,给予针灸、推拿、针刀等治疗,效果一般。此症状反复发作,多次于我科住院行"脊神经粘连松解术 + 复杂针刀松解术 + 普通臭氧注射术"等为主的治疗后,患者腰及髋关节酸痛明显好转出院。患者出院后一般情况可。3 个月前患者无明显诱因出现左髋关节疼痛,坐位时不明显,站立及行走时疼痛明显,无下肢放射痛,无下肢麻木不适感,疼痛症状逐渐加重,今为求进一步治疗,来我院就诊,门诊查看患者后,以"①髋关节痛;②腰椎间盘突出"收入院。患者发病以来,饮食可,睡眠一般,二便正常。体重未见明显变化。

既往史:既往"高血压"病史 60 余年,最高时达 210/116mmHg,平时口服"络活喜 1 片/1 次、缬沙坦(代文)1 片/1 次"治疗,血压控制可;"尿蛋白升高"2 年,未明确诊断,曾服用西药及中药治疗(具体不详),效果不详;7 年前摔伤后出现胸 12 椎体压缩性骨折;"冠心病"病史 10 年,"冠脉支架置入术"后 4 年,目前口服"阿司匹林肠溶片、单硝酸异山梨酯缓释片(依姆多)、阿托伐他汀钙(阿乐)、倍他乐克缓释片"治疗,症状控制可;查体发现"室性早搏、完全性右束支传导阻滞"半年余,平素口服胺碘酮治疗,心律控制不详。否认糖尿病等慢性病史。否认有肝炎、结核病史及密切接触史。12 年前于我院行"冠状动脉旁路移植术",9 年前行"腹主动脉支架术",分别于 9 年前、4 年前行"腹股沟疝修补术",输血史不详;未发现药物及食物过敏史。预防接种史随当地。

个人史:生于原籍,50 年前因工作迁至济南至今,否认疫区、疫水接触史,无冶游史。吸烟 40 余年,约 40 支/天,已戒烟 20 余年。偶尔饮酒。

婚育史：29 岁结婚，育有 2 子，配偶患有"高血压、冠心病"，儿子体健。

家族史：父母已故，死因不详，有 1 姐，体健，否认其他家族遗传病病史。

体格检查：T：36.4℃，P：68 次/分，R：17 次/分，BP：160/87mmHg。

患者老年男性，发育正常，营养中等，神志清楚，自动体位，检查合作。全身皮肤无黄染、无淤点、无出血点。全身浅表淋巴结未触及肿大。头颅发育正常，毛发分布均匀，眼睑无水肿，结膜无充血，巩膜无黄染，双侧瞳孔等大等圆，对光反射及调节反射存在，耳、鼻无异常，口唇无发绀，咽部无充血，扁桃体无肿大。颈软，无抵抗，颈静脉无怒张，气管居中，甲状腺无肿大。胸廓对称无畸形，双侧乳房对称，未触及明显包块。双肺呼吸音清晰，未闻及干、湿性啰音。心前区无隆起及凹陷，心界无扩大，心率 68 次/分，节律规整，各瓣膜听诊区无闻及病理性杂音。腹部平坦，腹软，无压痛，无反跳痛。肝、脾肋下未触及，Murphy's 征阴性，肝、肾区无叩痛，肠鸣音无亢进，移动性浊音阴性。脊柱无畸形，四肢无畸形，双下肢无水肿。双下肢足背动脉搏动正常。肱二头肌反射正常，膝腱反射正常，腹壁反射正常。巴氏征阴性，布氏征阴性。

专科查体：脊柱侧弯，腰椎活动轻度受限。各腰椎棘间及椎旁无明显压痛，右侧臀上皮神经卡压点压痛（＋），左侧臀上皮神经卡压点压痛（－），双侧梨状肌牵拉试验（－），双侧直腿抬高试验（－），双侧"4"字征（－），双侧跟膝腱反射未引出，双下肢肌张力可，双下肢各肌肌力可，双侧下肢深浅感觉未触及明显异常，病理征（－）。

辅助检查：2017 年 8 月 11 日山东省省立医院：腰椎 CT：①腰椎骨质疏松，胸 12 椎体压缩性骨折；②腰椎退行性变；胸 11/12、胸 12/腰 1 黄韧带增厚骨化并椎管狭窄；腰 2/腰 5/骶 1 椎间盘突出并椎管狭窄；③腹动脉及髂总动脉术后改变，请结合临床。

2017 年 8 月 24 日山东省医学影像研究所：腰椎 MRI：①腰椎退行性变，腰 3/4、腰 4/5、腰 5/骶 1 椎间盘突出；②胸 12 椎体陈旧性压缩骨折。

2018 年 10 月 18 日山东省千佛山医院：髋关节 MR：双髋关节少量积液。

入院诊断：

中医诊断：痹症（瘀血阻络）。

西医诊断：

1. 腰椎间盘突出症。

2. 髋关节痛。

3. 臀上皮神经卡压综合征。

4. 胸 12 椎体压缩骨折（陈旧性）。

5. 冠状动脉粥样硬化性心脏病。

6. 不稳定型心绞痛。

7. 高血压病（3 级，很高危）。

8. 冠状动脉搭桥术后。

9. PCI 术后。

10. 心律失常。

11. 室性早搏。

12. 完全性右束支传导阻滞。

13. 腹主动脉支架术后。

14. 疝修补术后。

二、治疗经过

1. 疼痛科护理常规，Ⅱ级护理，普通饮食，医嘱留陪人，疼痛综合评估，静脉血栓栓塞风险评估。

2. 完善各项辅助检查，行入院五项、心电图、胸片、肝功能、肾功能、凝血常规、四肢 B 超等排除治疗禁忌证。

3. 给予胞磷胆碱钠、甲钴胺营养神经、普瑞巴林、曲马多止痛；艾司奥美拉唑镁肠溶片口服，保护胃肠黏膜。

4. 手术治疗过程　排除手术禁忌证，择日分次于介入治疗室行非血管 DSA 引导下"复杂性针刀松解术＋脊髓和神经根粘连松解术＋侧隐窝臭氧注射＋普通臭氧注射术"，术前签署知情同意书。

出院诊断：

中医诊断：腰痛（瘀血阻络）。

西医诊断：

1. 髋关节痛。

2. 腰椎间盘突出症。

3. 臀上皮神经卡压综合征。

4. 胸 12 椎体压缩骨折（陈旧性）。

5. 冠状动脉粥样硬化性心脏病。

6. 不稳定型心绞痛。

7. 高血压病（3 级，很高危）。

8. 冠状动脉搭桥术后。

9. PCI 术后。

10. 心律失常。

11. 室性早搏。

12. 完全性右束支传导阻滞。

13. 腹主动脉支架术后。

14. 疝修补术后。

三、临床护理

（一）护理评估

1. 健康史　一般健康史、既往史，询问患者职业、发病时间与诱因、腰痛性质和下肢痛性质。

2. 身体状况

（1）评估患者生命体征有无异常，有无心率不齐、律不规整等。

（2）观察患者步态以及腰椎活动受限程度、神经功能情况。

（3）评估患者疼痛的部位、性质、疼痛持续时间和压痛点。

（4）了解各项检查结果，如直腿抬高试验、直腿抬高加强试验、X 线平片、CT 检查、MRI 检查。

3. 心理社会状况　了解患者的文化程度、对所患疾病的认识、心理状态及家庭经济状况等。

（二）护理问题

1. 疼痛　与椎间盘突出压迫神经有关。

2. 舒适的改变　与腰椎活动受限、神经功能障碍有关。

3. 焦虑　与疼痛严重影响工作和日常生活活动有关。

4. 相关知识缺乏　缺乏治疗后康复训练知识和健康指导。

5. 潜在并发症　有跌倒坠床、静脉血栓的风险。

（三）护理目标

1. 减轻疼痛、改善心理状况，缓解焦虑紧张等心理障碍。

2. 给予健康指导，维持疗效，预防复发。

（四）护理措施

1. 一般护理

（1）卧硬床休息和制动，卧位时可消除体重对椎间盘的压力；制动可以减轻肌肉收缩力与椎间韧带对椎间盘所造成的压力。

（2）下床活动时用手臂支撑帮助起身，应尽量避免弯腰，并佩戴腰围保护，避免再度扭伤。

（3）日常活动量在不加重腰腿痛症状的情况下，应循序渐进，直至逐渐恢复正常活动。

2. 疼痛护理

（1）观察患者疼痛的部位、性质，及时与医生沟通。

（2）与患者讨论减轻疼痛的方法与技巧，鼓励患者取舒适体位，分散注意力，以达到精神放松、减轻疼痛。

3. 用药护理　指导患者遵医嘱正确服用降压药、抗凝药，密切观察患者血压情况及有无药物不良反应，密切观察患者凝血情况。

4. 治疗的护理

（1）治疗前：全面评估患者一般情况，血压控制情况，有无手术禁忌证，了解实验室检查结果，以及 CT 或 MRI 检查结果；手术治疗前嘱患者练习床上大小便。给予患者心理安慰，消除患者的紧张情绪。

（2）治疗后：指导患者术后 3 天之内勿洗浴，以防针眼感染。做好针眼处的观察及护理，观察有无渗血渗液，保持敷料清洁干燥，注意查看针眼处有无渗血或皮下血肿，如有则及时通知医生，对症处理。针刀治疗后 6 小时绝对卧床，仰卧位。治疗后 3 天卧床休息，限制活动。一周后指导患者加强腰背或臀围部肌肉锻炼，患者可下床活动，以站卧为主，首次下床参见"首次下床活动护理规范"。

5. 饮食护理　进食高蛋白、高维生素、易消化食物、忌刺激性食物。

6. 指导患者床上腰背肌功能锻炼：如飞燕式、五点支撑。

（五）护理评价

1. 患者疼痛感减轻，舒适感增强。

2. 患者能够逐步加强活动力度，不影响日常生活及工作。

3. 治疗后患者无不良反应及并发症的发生。

（六）健康教育

1. 疾病知识指导　使患者了解并维持正确的坐立姿势，保持腰椎正常生理弯曲，防止腰部肌肉劳损，延缓椎间盘退变。站立时尽量使腰部平坦伸直，收腹提臀，长时间固定同一姿势或重复同一动作时，定时调整姿势和体位，穿插简单的放松运动。

2. 日常生活指导　避免重体力劳动，放松休息，保持良好的生活习惯，避免搬重物，饮食均衡、避免肥胖，教育患者戒烟。

参 考 文 献

[1] 尤黎明，吴瑛. 内科护理学(第5版). 北京：人民卫生出版社，2012：838-840

[2] 刘俐，李芸，谢徐萍. 疼痛科护理手册. 北京：北京科学出版社，2015：215-222

[3] 韩济生，倪家骧. 临床诊疗指南·疼痛学分册. 北京：人民卫生出版社，2007：139-142

病例 27　小针刀治疗 "腰腿部疼痛" 患者的护理

一、一般资料

患者周××，男，51岁。

主诉：腰痛伴左下肢疼痛麻木2个月。

现病史：患者2个月前无明显诱因出现腰痛，活动时疼痛明显，休息后缓解，伴有左大腿乏力不适感，左小腿外侧至足背、左足拇趾麻木不适感，步行活动时麻木感难以忍受，无大小便障碍，无鞍区麻木，因2018年3月7日夜间伴发双眼上翻，四肢抽搐约3分钟，前往当地医院就诊，行腰椎CT(2018年3月9日临沭县人民医院)示：①腰4/5椎间盘突出(右侧后型)；②腰椎退行性变；③腰4双侧椎弓峡部裂。

腰椎MR(2018年3月15日临沭县人民医院)示：①腰4/5椎间盘突出(右侧后型)；②腰椎退行性变；③腰4双侧椎弓峡部裂。头颅MR检查(2018年3月9日临沭县人民医院)：①双侧上颌窦、筛窦、蝶窦炎症；②左侧乳突炎；③符合轻度脑动脉硬化MRA表现。住院经理疗、针灸等治疗约9天，症状未见好转，今为求进一步治疗，来我院就诊，门诊以"腰椎间盘突出症"收入院。患者发病以来，饮食可，睡眠欠佳，二便正常。体重未见明显变化。

既往史：既往2006年曾因腰痛，出现癫痫一次，未系统治疗；2009年曾因"腰椎间盘突出"在太原解放军164医院行手术治疗(具体不详)，腰部遗留约10cm手术瘢痕；否认高血压、糖尿病、冠心病等病史；否认肝炎、结核、伤寒等传染病病史；无重大外伤及输血史；未发现药物及食物过敏史；预防接种史不详。

个人史：生于原籍，无外地久居史；无疫区、疫水接触史，不吸烟、不饮酒，无其他不良嗜好。

婚育史：适龄婚育，育有1子，配偶及儿子均体健。

家族史：否认家族遗传病及传染病史。

体格检查：T：36.2℃，P：72次/分，R：14次/分，BP：146/91mmHg。

患者中年男性,发育正常,营养中等,神志清楚,自主体位,检查合作。全身皮肤无黄染、无淤点、无出血点。全身浅表淋巴结未触及肿大。头颅发育正常,毛发分布均匀,眼睑无水肿,结膜无充血,巩膜无黄染,双侧瞳孔等大等圆,对光反射及调节反射存在,耳、鼻无异常,口唇无发绀,咽部无充血,扁桃体无肿大。颈软,无抵抗,颈静脉无怒张,气管居中,甲状腺无肿大。胸廓对称无畸形,双侧乳房对称,未触及明显包块。双肺呼吸音清晰,未闻及干、湿性啰音。心前区无隆起及凹陷,心界无扩大,心率72次/分,节律规整,各瓣膜听诊区无闻及病理性杂音。腹部平坦,腹软,无压痛,无反跳痛。肝、脾肋下未触及,Murphy's征阴性,肝、肾区无叩痛,肠鸣音无亢进,移动性浊音阴性。脊柱后凸,四肢无畸形,双下肢无水肿。双下肢足背动脉搏动正常。肱二头肌反射正常,腹壁反射正常。

专科查体:跛行步态,腰椎生理曲度变直,腰椎可见一长约10cm手术瘢痕,腰椎活动未明显受限。腰4/5、腰5/骶1棘间及椎旁压痛(+),左腰三横突压痛(+),左侧臀上皮神经卡压点压痛(-),左侧秩边穴压痛(-),左侧臀中肌压痛(-),直腿抬高试验:左45°(+),右(-),双侧"4"字征(-),双侧梨状肌牵拉试验(-),左侧膝腱反射(+),左侧跟腱反射(+),双下肢肌张力可,左下肢肌力Ⅴ⁻,左拇趾背伸肌力,Ⅰ级,右下肢肌力可,左侧小腿外侧至拇趾背侧浅感觉轻度减退,病理征(-)。

辅助检查:

2018年3月9日临沭县人民医院:腰椎CT示:①腰4/5椎间盘突出(右侧后型);②腰椎退行性变;③腰4双侧椎弓峡部裂。

2018年3月15日临沭县人民医院:腰椎MR示:①腰4/5椎间盘突出(右侧后型);②腰椎退行性变;③腰4双侧椎弓峡部裂。

2018年3月9日临沭县人民医院:头颅MR检查:①双侧上颌窦、筛窦、蝶窦炎症;②左侧乳突炎;③符合轻度脑动脉硬化MRA表现。入院诊断:①腰椎间盘突出症伴椎管狭窄;②癫痫。

腰椎CT(2018年3月9日临沭县人民医院)示:①腰4/5椎间盘突出(右侧后型);②腰椎退行性变;③腰4双侧椎弓峡部裂。头颅MR检查(2018年3月9日临沭县人民医院):①双侧上颌窦、筛窦、蝶窦炎症;②左侧乳突炎;③符合轻度脑动脉硬化MRA表现。腰椎MR(2018年3月15日临沭县人民医院)示:①腰4/5椎间盘突出(右侧后型);②腰椎退行性变;③腰4双侧椎弓峡部裂。

二、治疗经过

1. 疼痛科护理常规,Ⅱ级护理,普通饮食,医嘱留陪床人,疼痛综合评估,静脉血栓栓塞风险评估。

2. 完善三大常规、胸片、心电图、肝功能、肾功能、凝血常规等各项辅助检查,嘱患者行颈椎MR及双下肢肌电图、脑电图以检测相应神经的功能。

3. 给予胞磷胆碱钠、甲钴胺营养神经，择日行非 DSA 引导下"腰 4/5 射频椎间盘微创消融术 + 脊髓和神经根粘连松解术 + 复杂性针刀松解术 + 侧隐窝臭氧注射术"，术后自述疼痛较前无明显好转。患者薄层 CT 检查示腰 4 椎弓根左侧侧隐窝处较大突出，考虑手术或椎间孔镜治疗，积极与患者及家属沟通，继续观察。患者考虑下一步治疗方案，主动要求出院。患者腰部及左下肢症状仍明显，嘱患者出院休息半月后，根据症状，如需进一步行孔镜治疗，再行治疗，嘱出院后加强腰背肌锻炼，勿受凉，勿劳累，2 周后复诊，不适随诊。

出院诊断：

1. 腰椎间盘突出症伴椎管狭窄。

2. 癫痫。

三、临床护理

（一）护理评估

1. 健康史　一般健康史，既往史，询问患者职业、发病时间与诱因、腰痛性质和下肢痛性质。

2. 身体状况

（1）观察患者步态以及腰椎活动受限程度、神经功能情况。

（2）了解患者疼痛的性质、疼痛部位、疼痛持续时间和压痛点。

（3）了解各项试验检查结果，如直腿抬高试验、直腿抬高加强试验、X 线平片、CT 检查、MRI 检查。

（4）了解癫痫起病的时间、方式，有无前驱症状、发作诱因和伴发症状，了解患者的年龄、遗传因素、家族史、服药史、抗癫痫药物治疗效果及不良反应。

3. 心理社会状况　了解患者的文化程度、对所患疾病的认识、心理状态及家庭经济状况等。

（二）护理问题

1. 疼痛　与间盘突出压迫神经有关。

2. 舒适的改变　与腰椎活动受限、神经功能障碍有关。

3. 焦虑　与疼痛严重影响工作和日常生活活动有关。

4. 相关知识缺乏　缺乏治疗后康复训练知识和健康指导。

5. 有窒息的危险　与癫痫发作时意识丧失、喉痉挛、口腔和气道分泌物增多有关。

6. 有受伤的危险　与癫痫发作时意识突然丧失、判断力失常有关。

（三）护理目标

1. 减轻疼痛、改善心理状况，缓解焦虑紧张等心理障碍。

2. 给予健康指导，维持疗效，预防复发。

（四）护理措施

1. 一般护理

（1）避免诱因发作：①卧硬床休息和制动，卧位时可消除体重对椎间盘的压力；制动可以减轻肌肉收缩力与椎间韧带对椎间盘所造成的压力；②下床活动时用手臂支撑帮助起身，应尽量避免弯腰，并戴围腰免再度扭伤；③日常活动的量在不加重腰腿痛症状的情况下，应循序渐进，直至恢复正常活动。

（2）疼痛护理：①观察患者疼痛的部位、性质，及时与医生沟通；②与患者讨论减轻疼痛的方法与技巧，鼓励患者取舒适体位，分散以达到精神放松、减轻疼痛。

（3）用药护理：指导患者遵医嘱正确服用止疼药，并告知药物可能出现的不良反应，护士应观察、记录和及时通知医生。术后使用脱水剂应注意尿量的情况。

（4）心理护理：护士详细地向患者讲解治疗的目的、方法及其注意事项，认真回答患者提出的问题，安抚患者，解除患者的焦虑及恐惧情绪，帮助患者梳理战胜疾病的信心。

2. 术前护理

（1）按术前一般护理常规护理，准确进行行术前疼痛评估。

（2）全面评估患者一般情况，血压控制情况，有无心肺功能异常，有无手术禁忌证，了解实验室检查结果，以及 CT 或 MRI 检查结果。

（3）治疗前嘱患者排便，练习床上大小便。给予患者心理安慰，消除患者的紧张情绪。

（4）询问患者有无药物过敏、晕针、检查手术部位皮肤有无破损、感染、红肿，嘱患者术晨正常进食，避免在饥饿状态时手术，以防术中晕针现象的发生。

3. 术后护理

（1）严密观察生命体征，观察手术穿刺部位敷料是否清洁干燥，有无渗血渗液，若有及时通知医生并更换敷料。

并发症观察：观察有无脑脊液外漏，观察患者有无头痛、恶心、呕吐、头晕等不适症状。观察患者有无尿潴留、大小便失禁等马尾神经损伤的症状。关注患者的化验检查结果。给患者提供安静舒适的环境，术后尽量平卧，逐步活动。

（2）局部针眼处的观察：患者返回病房，查看针孔处有无渗血、渗液，敷料是否清洁干燥。嘱患者 3 天内勿洗浴，保持针孔处清洁干燥，以防针孔部位感染。术后 24 小时内局部不宜热敷、理疗及按摩，防止手术部位水肿或血肿的发生。关注患者的疼痛变化。

（3）活动指导：指导患者正确上下床：术后下床：患者俯卧位，身体小心侧卧，俯卧，两侧膝关节取半屈位，用手抵住床板、同时用肘关节将半屈的上身支起（膝肘位、膝手位），用臂力使身体离床，同时使半屈的髋、膝关节移至床边，站立。

术后上床（与下床方式相反）：双手支撑床面，双膝触床，缓慢俯卧，变换舒适体位。

协助患者首次下床。首次下床的患者应：先评估患者，若生命体征平稳，无活动性出血，疼痛评分≤3分，肌力≥4级，机体活动能力≤2度，床头抬高45°～60°后患者无头晕，在护士的指导与协助下方可下床活动。身材高大、体重超重的患者需由二人协助下床活动。术后患者首次下床活动必须在护士的指导下进行，严格执行下床"三步曲"：第一步：抬高床头45°～60°，取半坐卧位3～5分钟。第二步：协助患者取侧卧位，双下肢移至床缘垂下，患者的双手环抱辅助者的颈肩部，辅助者从患者的腋下环抱患者，膝关节稍弯曲，用力将患者扶坐起。协助患者床边坐起3～5分钟，观察患者有无面色改变、胸闷、心慌、头晕等症状。第三步：扶患者站立3～5分钟，无不适后再扶患者行走，活动量以患者病情可耐受为原则。上床前先让患者坐于床边，抬高床头45°～60°，患者双手环抱辅助者的颈肩部，辅助者从患者的腋下环抱患者，轻轻地辅助患者侧卧躺下，将双下肢移至床上。做好相关护理记录。术后一个月内少坐，建议患者站、走，勿久坐。

下床活动时使用磁疗腰复宁护腰，指导正确佩戴腰围。

佩戴目的：稳固腰椎结构，支撑腰椎，保暖。

佩戴时机：下床活动时佩戴，床上不佩戴（卧床时椎间盘承受压力为0，无需佩戴）。腰围大小：选用腰围宽度为20cm左右，以适合患者身材舒适度为宜。腰围材质：含钢板；软钢板；不含钢板。佩戴位置：腰围下缘于尾骨处。腰围松紧度：佩戴腰围时松紧度以能容进患者手指4指为宜。不宜过紧（避免影响肠道蠕动）。注意事项：因长期应用腰围可发生失用综合征、腰部肌力变差、腰围依赖感，所以腰围佩戴不应超过一个月。椎间孔镜髓核摘除术后患者选用含钢板腰围。术后24小时以后指导患者进行腰背肌锻炼。

（4）饮食护理：进食高蛋白、高维生素、易消化食物，忌刺激性食物。

（5）术后常规应用甲强龙、甘露醇。

（6）指导患者床上功能锻炼：平移五点式、五点支撑、飞燕式锻炼腰背肌。

4. 癫痫的观察护理　给患者创造安全、安静的休养环境，保持室内光线柔和、无刺激；床两侧加放床档，必要时床档加保护套；床旁桌上不放置热水瓶、玻璃杯等危险物品。对于有癫痫发作史并有外伤史的患者，随时提醒患者、家属及医护人员做好防止发生意外的准备。

（五）护理评价

1. 患者疼痛感减轻，舒适感增强。

2. 患者能够逐步加强活动力度，不影响日常生活及工作。

3. 治疗后患者无不良反应及并发症的发生。

（六）健康教育

1. 疾病知识指导　使患者了解并维持正确的坐立姿势，保持腰椎正常生理弯曲，防止腰部肌肉劳损，延缓椎间盘退变。站立时尽量使腰部平坦伸直，收腹提臀，长时间固定同一姿势或重复同一动作时，定时调整姿势和体位，穿插简单的放松运动。

2. 日常生活指导　减少运动，放松休息，保持良好的生活习惯，避免穿高跟鞋、避免搬重物，饮食均衡、避免肥胖，教育患者戒烟。

3. 癫痫的安全指导　告知患者外出时随身携带写有姓名、年龄、所患疾病、住址、家人联系方式的信息卡。在病情未得到良好控制时，室外活动或外出就诊时应有家属陪伴，佩戴安全帽。患者不应从事攀高、游泳、驾驶等在发作时有可能危及自身和他人生命的工作。

参 考 文 献

[1] 尤黎明, 吴瑛. 内科护理学(第5版). 北京: 人民卫生出版社, 2012: 838-840

[2] 刘俐, 李芸, 谢徐萍. 疼痛科护理手册. 北京: 科学出版社, 2015

病例 28　射频联合针刀松解治疗"腰臀疼痛"患者的护理

一、一般资料

患者王××，男，70 岁。

主诉：左侧腰臀部疼痛 3 年，加重 1 个月余。

现病史：患者 3 年前无明显诱因出现腰部及左下肢放射痛，弯腰提物、行走活动及劳累后腰部疼痛加重，休息后稍有减轻，疼痛与天气变化无明显相关，到省中医就诊，考虑"梨状肌综合征"，给予针灸、针刀及理疗治疗，效果不佳。遂至山东省省立医院就诊，给予局部阻滞治疗，住院治疗 20 余天，症状稍有减轻，但腰及下肢的疼痛仍重，严重影响日常生活。出院后自行口服舒筋健腰丸约 1 年，症状有所减轻。后于私人诊所行多次局部治疗，下肢症状消失，但腰部症状仍重，不敢转侧。1 个月余前患者推电动车上山后出现腰部疼痛加重，不敢直腰行走，翻身及转侧疼痛加重，活动受限。疼痛部位以左侧腰部为主，咳嗽及排便时疼痛加重，无下肢放射痛，今为求进一步治疗，来我院就诊，门诊以"腰椎间盘突出症、脊神经后支综合征"收入院。入院后 2019 年 3 月 15 日行"脊神经后支感觉根射频温控热凝术＋复杂性针刀＋侧隐窝臭氧注射术"，术后给予七叶皂苷钠脱水，活血化淤及电针温针治疗、神经阻滞治疗，患者腰痛及左臀部疼痛明显减轻，住院 13 天后好转出院。出院后患者仍感腰部疼痛，不敢直腰，翻身及坐卧位转换时出现左侧腰部疼痛，有时牵及左侧侧腹及小腹部疼痛，几日前行走不慎时扭伤左踝，腰部疼痛随之加重，性质同前。患者发病以来，饮食可，睡眠欠佳，二便正常。体重未见明显变化。

既往史：既往"糖尿病"病史 30 年，长期注射胰岛素及口服二甲双胍、拜糖平等药物治疗，未规律监测血糖，血糖控制不详。"冠心病"病史 20 余年，长期口服单硝酸异山梨酯缓释片（依姆多）、富马酸比索洛尔（康忻）、阿司匹林治疗，平素无胸闷症状；5 年前曾患右下肢深静脉血栓形成，已愈；1 年前因"心律失常"于我院行"射频消融术"，术后恢复好。否认高血压病史；否认肝炎、结核、伤寒等传染病病史；无重大外伤及输血史；

对头孢类药物过敏，余未发现药物及食物过敏史；预防接种史不详。

个人史：生于原籍，无外地久居史；无疫区、疫水接触史，吸烟 40 余年，约 1 包/天，无酗酒史，无其他不良嗜好。

婚育史：适龄结婚，育有 1 女，配偶及女儿均体健。

家族史：父亲母亲已故，否认家族遗传病史。

体格检查：T：36.5℃，P：82 次/分，R：18 次/分，BP：102/63mmHg。

患者老年男性，发育正常，营养中等，神志清楚，自主体位，检查合作。全身皮肤无黄染、无淤点、无出血点。全身浅表淋巴结未触及肿大。头颅发育正常，毛发分布均匀，眼睑无水肿，结膜无充血，巩膜无黄染，双侧瞳孔等大等圆，对光反射及调节反射存在，耳、鼻无异常，口唇无发绀，咽部无充血，扁桃体无肿大。颈软，无抵抗，颈静脉无怒张，气管居中，甲状腺无肿大。胸廓对称无畸形，双侧乳房对称，未触及明显包块。双肺呼吸音清晰，未闻及干、湿性啰音。心前区无隆起及凹陷，心界无扩大，心率 82 次/分，节律规整，各瓣膜听诊区无闻及病理性杂音。腹部平坦，腹软，无压痛，无反跳痛。肝、脾肋下未触及，Murphy's 征阴性，肝、肾区无叩痛，肠鸣音无亢进，移动性浊音阴性。脊柱后凸，四肢无畸形，双下肢无水肿。双下肢足背动脉搏动正常。肱二头肌反射正常，腹壁反射正常。

专科查体：腰椎后凸畸形，腰椎活动轻度受限。腰 3、腰 4 椎旁及横突压痛（＋），左侧臀上皮神经卡压点压痛（＋），左侧肋弓下缘及髂嵴上缘压痛（＋），左侧臀中肌压痛（－），双侧直腿抬高试验（－），双侧"4"字征（－），双侧梨状肌牵拉试验（－），双侧膝腱反射（＋＋），双侧跟腱反射（＋＋），双下肢肌张力可，双下肢肌力 V‾，双侧下肢深浅感觉未触及明显异常，病理征（－）。

辅助检查：腰椎 CT：腰椎退行性变：腰 3/4、腰 4/5、腰 5/骶 1 椎间盘膨出并相应水平双侧隐窝狭窄，胸腰椎轻度后凸。左踝 MR 示：左足距骨内异常信号，考虑骨软骨炎，符合左足退行性变 MRI 表现，左足周围软组织多发渗出改变、肿胀，左踝关节腔及足底肌腱腱鞘内、肌间隙少量积液。

入院诊断：

中医诊断：腰痛病（瘀血阻络）。

西医诊断：

1. 脊神经后支综合征。

2. 腰椎间盘突出症。

3. 臀上皮神经卡压综合征。

4. 左踝扭伤。

5. 冠心病。

6. 2 型糖尿病。

7. 心律失常(射频消融术后)。

二、治疗经过

1. 疼痛科Ⅱ级护理,Ⅱ级护理,普通饮食,疼痛综合评估,静脉血栓栓塞风险评估。

2. 完善各项辅助检查,如血常规、CRP、ESR、肝功能、肾功能、心电图,行左踝 MRI。

3. 给予胞磷胆碱钠、甲钴胺营养神经,先给予电针及温针治疗方案。排除手术禁忌证后,术前签署知情同意书。择日行非血管 DSA 引导下"腰 2～4 左侧脊神经后支感觉根温控热凝术 + 复杂性针刀松解术 + 臭氧注射术",松解神经根周围粘连及相关组织的粘连和瘢痕处。患者在整个治疗过程中生命体征平稳,无心慌,无头疼,无恶心呕吐等不适症状。术后患者述腰痛伴臀部疼痛症状明显缓解,于术后第 6 天出院,嘱出院后加强腰背肌锻炼,勿受凉,勿劳累,2 周后复诊,不适随诊。

出院诊断:

中医诊断:腰痛病(瘀血阻络)。

西医诊断:

1. 脊神经后支综合征。

2. 腰椎间盘突出症。

3. 臀上皮神经卡压综合征。

4. 左踝扭伤。

5. 冠心病。

6. 2 型糖尿病。

7. 心律失常(射频消融术后)。

三、临床护理

(一)护理评估

1. 健康史　一般健康史,既往史、询问患者职业、发病时间与诱因、疼痛性质、部位、持续时间等。

2. 身体状况

(1)生命体征、神志、有无发热和全身不适感。

(2)疼痛评估:疼痛的部位、性质、诱因、持续时间,用药疗效与用药反应等。

(3)了解各种实验检查结果,血常规、凝血常规、心电图等,了解有无手术禁忌证。

3. 心理社会状况　患者文化程度、对所患疾病的认识、心理状态及家庭经济状况。

(二)护理问题

1. 舒适的改变　与腰神经受损引起的疼痛有关。

2. 焦虑　与疼痛反复、频繁发作有关。

3. 相关知识缺乏　缺乏治疗后和有关药物的用法。

4. 睡眠障碍　与疼痛随时发生，影响睡眠有关。

（三）护理目标

1. 患者能够叙述诱发或加重疼痛的因素，并设法避免。

2. 解除患者的焦虑及恐惧情绪。

（四）护理措施

1. 一般护理

（1）避免诱因发作：①活动时幅度不宜过大，避免扭伤；②补充钙质，预防压缩性骨折的发生；③保持周围环境安静，室内光线柔和，避免因周围环境刺激而产生焦虑情绪，以致诱发或加重疼痛。

（2）疼痛护理：①观察患者疼痛的部位、性质，了解疼痛的原因与诱因；②与患者讨论减轻疼痛的方法与技巧，鼓励患者运用指导式想象、听轻音乐、阅读报刊杂志等，分散注意力，以达到精神放松、减轻疼痛。

（3）用药护理：指导患者遵医嘱正确服用消炎镇痛药物，必要时可行理疗按摩、温针局部封闭等方法。观察效果，及时与医生沟通。

（4）心理护理：护士详细地向患者讲解治疗的目的、方法及其注意事项，认真回答患者提出的问题，安抚患者，解除患者的焦虑及恐惧情绪，帮助患者梳理战胜疾病的信心。

2. 射频术前护理

（1）按术前一般护理常规护理。

（2）全面评估患者一般情况，血压控制情况，有无心肺功能异常，有无手术禁忌证，了解实验室检查结果。

3. 射频术后护理

（1）严密观察生命体征，遵医嘱给予脱水剂或激素，提供安静舒适的环境。

（2）做好伤口的观察及护理，观察伤口有无渗血渗液，若有应及时通知医生并更换敷料。观察患者肢体活动情况及肌力。

（3）饮食护理：进食高蛋白、高维生素、易消化食物，忌生冷、产气、刺激性食物。

（五）护理评价

1. 患者疼痛感减轻，舒适感增强，疼痛评分：2 分。

2. 患者能够避免诱因发作，减少疼痛发作频次。

3. 治疗后患者无不良反应及并发症的发生。

（六）健康教育

1. 疾病知识指导　疼痛急性发作期，注意卧床休息，可配合消炎镇痛药物、神经营养药物等进行治疗，进行针刀、局部热敷等，对缓解腰部肌肉痉挛、减轻疼痛有积极意义；疼痛缓解期应注意腰部保健，避免着凉、过劳，改变不良生活、工作习惯，如长时间坐位，加强腰背肌锻炼等。可在一定程度上防止疼痛发作。

2. 用药指导与病情监测　遵医嘱合理应用消炎镇痛药物、神经营养药物，观察疗效及不良反应。如有不适，立即就诊。

参 考 文 献

[1] 尤黎明，吴瑛. 内科护理学(第5版). 北京：人民卫生出版社，2012，838－840

[2] 刘俐，李芸，谢徐萍. 疼痛科护理手册. 北京：科学出版社，2015

[3] 韩济生，倪家骧. 临床诊疗指南·疼痛学分册. 北京：人民卫生出版社，2007

病例 29 小针刀治疗
"会阴部疼痛"患者的护理

一、一般资料

患者陈××，女，70 岁。

主诉：会阴部疼痛 2 年，加重 4 个月。

现病史：患者 2 年前无明显诱因出现会阴部疼痛（自诉可能与劳累有关），疼痛呈间断性、发作性，以前阴部及阴道口疼痛为主，呈针刺样跳痛，劳累后明显，休息后减轻，伴有尿频、尿急，小便时尿道口疼痛明显，曾在泌尿外科就诊，行膀胱镜检查提示：膀胱炎。给予抗感染等治疗，疼痛无减轻。后长时间行中药口服、熏洗、针灸等治疗，疼痛剧烈时外用"龙珠软膏、中药洗浴"可减轻。近 4 个月来疼痛逐渐加重，在省中医就诊考虑"尿路感染"，住院对症治疗后，疼痛无明显减轻，呈逐渐加重趋势。后就诊于"妇幼保健院"行妇科检查未见异常。现仍有会阴部疼痛明显，以右侧前阴及尿道口疼痛为甚，晨起症状较轻，久站、久行、劳累后加重，疼痛剧烈时外用药物及洗浴后可减轻，小便时疼痛明显，伴尿频、尿急、尿痛，排尿后疼痛减轻。为进一步系统治疗，来我院就诊。行腰骶部 MRI 平扫＋增强示：腰骶段退行性变；腰 2/3、腰 3/4、腰 4/5、腰 5/骶 1 椎间盘膨出并腰 3/4、腰 4/5、腰 5/骶 1 水平双侧侧隐窝狭窄、腰 3/4、腰 4/5 水平椎管狭窄。门诊以"会阴痛、腰椎间盘突出"收入院。患者发病以来，神志清，精神可，饮食可，睡眠差，小便情况见现病史，大便正常。体重未见明显变化。

既往史：既往高血压病史 10 余年，常规服用"硝苯地平控释片（拜新同）"，血压控制可。"糖尿病"病史 5 年余，规律服用"二甲双胍、格列美脲、卡博平"，血糖控制可。否认冠心病病史；否认肝炎、结核、伤寒等传染病病史；无重大外伤、手术及输血史；未发现药物及食物过敏史；预防接种史不详。

个人史：生于原籍，无外地久居史；无冶游史，无疫区、疫水接触史，无其他不良嗜好。

婚育史：26 岁结婚，育有 1 子，配偶及儿子均体健。

月经史：平素月经规律，已绝经，无绝经后阴道不规则流血。

家族史：父母因高龄去世，一个哥哥因"心梗"去世，一个弟弟体健。否认家族遗传病史。

体格检查：T：36.1℃，P：80 次/分，R：18 次/分，BP：128/71mmHg。

患者老年女性，发育正常，营养中等，神志清楚，自主体位，检查合作。全身皮肤无黄染、无淤点、无出血点。全身浅表淋巴结未触及肿大。头颅发育正常，毛发分布均匀，眼睑无水肿，结膜无充血，巩膜无黄染，双侧瞳孔等大等圆，对光反射及调节反射存在，耳、鼻无异常，口唇无发绀，咽部无充血，扁桃体无肿大。颈软，无抵抗，颈静脉无怒张，气管居中，甲状腺无肿大。胸廓对称无畸形，双侧乳房对称，未触及明显包块。双肺呼吸音清晰，未闻及干、湿性啰音。心前区无隆起及凹陷，心界无扩大，心率80 次/分，节律规整，各瓣膜听诊区无闻及病理性杂音。腹部平坦，腹软，无压痛，无反跳痛。肝、脾肋下未触及，Murphy's 征阴性，肝、肾区无叩痛，肠鸣音无亢进，移动性浊音阴性。脊柱无畸形，四肢无畸形，双下肢无水肿。双下肢足背动脉搏动正常。肱二头肌反射正常，腹壁反射正常。

专科查体：腰椎生理曲度变直，腰椎活动度无明显受限，胸、腰椎叩击痛（+），右侧腰 2/3、腰 3/4、腰 4/5、腰 5/骶 1 椎旁压痛（+），叩击痛（+），无会阴部放射。骶骨叩击痛（+），伴会阴部疼痛不适，直腿抬高试验（-），左侧"4"字征（+），伴阴部疼痛加重，右侧"4"字征（-），双下肢膝腱反射、跟腱反射对称（+），双侧下肢深浅感觉未触及异常，巴氏征（-）。

辅助检查：2019 年 9 月 17 日（本院）腰椎 MRI：腰骶段退行性变：腰 2/3、腰 4/5、腰 5/骶 1 椎间盘膨出并腰 3/4、腰 4/5、腰 5/骶 1 水平双侧侧隐窝狭窄、腰 3/4、腰 4/5 水平椎管狭窄。

入院诊断：

中医诊断：痹症（瘀血阻络）。

西医诊断：

1. 会阴痛。

2. 腰椎间盘突出症。

3. 高血压病。

4. 2 型糖尿病。

二、治疗经过

1. 疼痛科 Ⅱ 级护理。

2. 完善三大常规、胸片、心电图、肝功能、肾功能、凝血常规等各项辅助检查。

3. 给予降压、降糖、止痛等对症支持治疗，给予心理疏导。入院后多学科会诊，并将病情及治疗方案向患者及家属详细讲明，均表示理解并配合治疗，签署知情同意书后，在住院第2日行非血管DSA引导下"针刀椎管内松解术＋侧隐窝臭氧注射术＋复杂性针刀治疗＋普通臭氧注射＋骶管滴注"，第7日行非血管DSA引导"孔镜下腰3/4突出髓核摘除术＋椎间盘微创消融术＋侧隐窝臭氧注射术＋椎间盘造影"，治疗后，会阴部疼痛有减轻，但活动后仍有会阴部疼痛。

出院诊断：

中医诊断：痹症（瘀血阻络）。

西医诊断：

1. 会阴痛。

2. 腰椎间盘突出症。

3. 高血压病。

4. 2型糖尿病。

三、临床护理

（一）护理评估

1. 健康史　一般健康史，既往史（高血压、糖尿病），询问患者职业、发病时间与诱因、疼痛性质。

2. 身体状况

（1）观察患者会阴疼痛活动受限程度、神经功能情况。

（2）评估患者疼痛的部位、性质、疼痛持续时间。

（3）了解各项检查结果，如X线平片、CT检查、MRI检查、心电图、心脏彩超。

3. 心理社会状况　了解患者的文化程度、对所患疾病的认识、心理状态及家庭经济状况等。

（二）护理问题

1. 疼痛　与病理性神经损伤有关。

2. 舒适的改变　与会阴疼痛活动受限、神经功能障碍有关。

3. 焦虑　与疼痛严重影响工作和日常生活活动有关。

4. 相关知识缺乏　缺乏高血压、糖尿病的相关知识及治疗后康复训练知识和健康指导。

（三）护理目标

1. 减轻疼痛、改善心理状况，缓解焦虑紧张等心理障碍。

2. 给予健康指导，维持疗效，预防复发。

3. 高血压、糖尿病稳定，了解注意事项。

（四）护理措施

1. 一般护理　避免诱因发作。

（1）注意保暖，避免局部受压，平时应保持心情愉快，情绪稳定，不宜激动，不宜疲劳熬夜、常听柔和音乐，心情平和，保持充足睡眠。

（2）避免骶尾部外伤，保持大便通畅，勿坐硬板凳。

（3）保持周围环境安静，室内光线柔和，避免因周围环境刺激而产生焦虑情绪，以致诱发或加重疼痛。

2. 疼痛护理

（1）观察患者疼痛的部位、性质，及时与医生沟通。

（2）与患者讨论减轻疼痛的方法与技巧，鼓励患者取舒适体位，分散注意力，以达到精神放松、减轻疼痛。

（3）遵医嘱合理应用止痛药。

3. 用药护理

（1）用药前：了解患者病史和用药史，尤其是患者药物过敏史，对患者护理评估了解患者身体状况，有无药物禁忌证，清楚患者相关检查结果，特别是肝功能、肾功能、心功能、心电图检查、尿常规及血生化等，熟知药物的药理作用、用途、不良反应及注意事项。

（2）用药时：根据用药目的，指导正确用药，严格执行"三查十对"原则。三查：操作前、操作中、操作后；十对：床号、姓名、住院号、药名、浓度、剂量、时间、用法、有效期、过敏史。避免医疗差错事故发生，观察药物疗效和不良反应，做好记录主动询问和评估患者有无不适反应，及时发现情况，及时处理。

（3）用药后：密切观察患者用药后的病情变化，根据药物可能出现的不良反应，采取相应的监护措施。

1）甲钴胺注射液、胞磷胆碱注射液营养神经的药物：会引起胃肠道反应，食欲缺乏、恶心、呕吐、腹泻、血压降低、胸闷、呼吸困难等症状，过敏反应，少偶见引起休克症状，使用后应观察有无不良反应。

2）止痛药：主要应用了普瑞巴林，该药是一种新型 γ - 氨基丁酸（GABA）受体激动剂，能阻断电压依赖性钙通道，减少神经递质的释放，临床主要用于治疗外周神经痛以及辅助性治疗局限性部分癫痫发作，也可以用于治疗疼痛和焦虑。会引起腹痛、过敏反应、发热、周围性水肿、水肿、步态异常、跌倒、酒醉感、疲劳；少见：脓肿、蜂窝织炎、寒战、不适、颈强直、药物过量、骨盆痛、光敏反应、自杀企图、全身水肿、胸闷、疼痛、口渴、乏力；罕见：过敏样反应、腹水、肉芽肿、宿醉效应、故意伤害、腹膜后纤维变性、休克、自杀等不良反应。

3）术后脱水主要应用甘露醇，注意观察患者有无头痛、心悸、视物模糊等症状，穿刺部位有无红、肿、痛等症状，必要时遵医嘱准确记录患者 24 小时尿量。

4）氟哌噻吨美利曲辛片（黛力新）：治疗神经衰弱、胃肠神经官能症、老年性抑郁、更年期综合征等疾病。注意观察有无口干、便秘、头晕、精神障碍、不安、躁动等不良反应。该患者在用药期间无不良反应。

4. 针刀治疗的护理

（1）治疗前：全面评估患者一般情况，血压、血糖控制情况，有无心肺功能异常，有无手术禁忌证，了解实验室检查结果，以及 CT 或 MRI 检查结果；手术治疗前嘱患者练习床上大小便。给予患者心理安慰，消除患者的紧张情绪。

（2）治疗后：严密观察生命体征，提供安静舒适的环境，术后平卧，逐步活动。患者首次下床活动必须在护士的指导下进行，严格执行下床"三步曲"：

第一步：抬高床头 45°～60°，取半坐卧位 3～5 分钟。

第二步：协助患者取侧卧位，双下肢移至床缘垂下，患者的双手环抱辅助者的颈肩部，辅助者从患者的腋下环抱患者，膝关节稍弯曲，用力将患者扶坐起。协助患者床边坐起 3～5 分钟，观察患者有无面色改变、胸闷、心慌、头晕等症状。

第三步：扶患者站立 3～5 分钟，无不适后再扶其行走，活动量以患者病情可耐受为原则。治疗术后患者做好针眼处的观察及护理，观察有无渗血渗液，保持敷料清洁干燥。

（3）孔镜术后指导患者术后 3 天之内勿洗浴，以防针眼感染。

术后保持针眼处清洁干燥。注意查看针眼处有无渗血或者皮下血肿，如有则及时通知医生，对症处理；取平卧位或者俯卧位；治疗后 6 小时绝对卧床，仰卧位。治疗后 3 天卧床休息，限制活动（尽量床上大小便），术后 4～7 天每天下床不超过 3 次（除下床大小便的次数）。1 周后指导患者加强腰背或者臀围部肌肉锻炼，患者可下床活动，以站卧为主，禁止不必要的坐位，腰背部或者臀围部肌肉锻炼每天照常进行，以身体微微出汗为标准。

5. 高血压的护理

（1）休息与活动

1）适当休息，保证充足的睡眠，选择合适的运动，如慢跑或步行、打太极拳、气功等，重症的患者应增加卧床休息，协助生活料理。

2）保持病室安静，减少声光刺激，限制探视；必要时遵医嘱应用镇静剂。

3）避免受伤，如避免迅速改变体位等危险因素。

（2）饮食指导

1）限制钠盐的摄入，每日食盐摄入量低于 5～6g 以下。

2）低胆固醇饮食，少吃动物脂肪，对肥胖者应限制总热量，使其体重控制在理想范围内。

3）少吃甜食，甜食含糖量高可在体内转化成脂肪，促进动脉硬化。

4）每天坚持摄入高钙食物能使 2/3 左右的人受到明显降压效果，含钙食物很多，如奶制品、豆制品、芝麻酱、虾皮。

（3）运动指导

1）根据患者的自身爱好和力所能及的运动量进行适当运动，如慢步、慢跑、太极拳等。

2）运动时间初始为 10~15 分钟，一般为 30 分钟，3~5 次/周。

3）运动循序渐进，先从轻度开始，逐渐增加运动量，活动后无明显不适为宜。如运动出现胸闷、心慌等应立即停止运动。

（4）心理护理：高血压是一种慢性病，病程迁延不愈，且并发症多而严重，需要终身用药，易使患者产生急躁、忧郁、悲观，甚至自暴自弃等不良心理。能否做好心理护理，关系到患者的治疗效果。

6. 糖尿病护理

（1）经常、定期监测血糖（包括空腹血糖及餐后 2 小时血糖），每 3 个月测一次糖化血红蛋白。

（2）坚持每天服药，定时定量用药。

（3）注意防备低血糖。

（4）饮食调理：控制总热量，少量多餐，高纤维饮食，饮食清淡。

（五）护理评价

1. 患者疼痛感减轻，舒适感增强。

2. 患者能够逐步加强活动力度，不影响日常生活及工作。

3. 治疗后患者无不良反应及并发症的发生。

4. 患者高血压、糖尿病稳定，了解相关知识及注意事项。

（六）健康教育

1. 疾病知识指导　使患者了解并维持正确的坐立姿势，保持颈腰椎正常生理弯曲，防止腰部肌肉劳损，延缓椎间盘退变。站立时尽量使腰部平坦伸直，收腹提臀，长时间固定同一姿势或重复同一动作时，定时调整姿势和体位，穿插简单的放松运动。

2. 日常生活指导　避免重体力劳动，放松休息，保持良好的生活习惯，避免穿高跟鞋、避免搬重物，饮食均衡，避免肥胖，教育患者戒烟。预防便秘养成良好的排便习惯，每日定时排便。宜吃富含纤维素高的水果蔬菜，如苹果、香蕉、梨、蕨菜、菜花、芹菜、菠菜、南瓜等食物。多饮水。

3. 高血压的指导

（1）疾病知识指导：向患者介绍高血压的有关知识和危害性，让患者了解控制血压的重要性和终身治疗的必要性。教会患者和家属正确的测量血压的方法，说明长期坚持治疗将血压控制在正常范围可预防和减轻靶器官损害。

（2）生活方式指导：①戒烟、戒酒或限制饮酒可使血压下降；②减轻和控制体重；③

合理膳食；④增加体力活动；⑤减轻精神压力保持心理平衡。

（3）用药指导：强调长期药物治疗的重要性，详细告知患者降压药物的名称、作用、用法、剂量、疗效与不良反应的观察及应对方法，嘱患者遵医嘱服药，不可随意增减药量，或漏服、补吃药物，或突然停药。

（4）定期复查：根据危险度分层决定复诊时间。低危或中危者，每1~3个月随诊一次；高危者，至少每个月随诊一次。血压升高或病情异常时及时就诊。

参 考 文 献

[1] 尤黎明，吴瑛. 内科护理学(第5版). 北京：人民卫生出版社，2012：838 – 840

[2] 刘俐，李芸，谢徐萍. 疼痛科护理手册. 北京：北京科学出版社，2015：215 – 222

[3] 韩济生，倪家骧. 临床诊疗指南·疼痛学分册. 北京：人民卫生出版社，2007：139 – 142

[4] 杨勇，张力. 超声刀治疗混合痔100例疗效观察. 中国肛肠病杂志. 中国肛肠病杂志，2014，34
(7)：29 – 30

[5] 代成章. 针刀治疗臀上皮神经卡压综合征疗效观察. 湖北中医杂志，2011，33(2)：66

[6] 甘子义，孙晓丽，范剑非. 小针刀治疗腰椎间盘突出症致阴部疼痛1例. 中国组织工程研究与临
床康复，2001，1(16)：7

[7] 黎新宪. 针刀椎管内软组织松解术治疗腰椎间盘突出症. 包头文学，2012，36(4)：212 – 214

病例30　小针刀治疗 "臀部疼痛"患者的护理

一、一般资料

患者孙××，男，56岁。

主诉：双臀部疼痛2年，加重半年。

现病史：患者2年前无明显诱因出现双臀部疼痛，久坐双臀部疼痛，伴有肛门部位灼痛感，平卧后臀部疼痛，需活动后减轻，站立、行走无明显不适，未行特殊检查治疗。近半年来疼痛逐渐加重，坐10余分钟后出现双臀部疼痛不能耐受，伴肛门灼痛感，夜间睡眠不能平躺，坐位伸直下肢伴有双足心麻木感明显。曾就诊于"省立医院""齐鲁医院"，考虑"糖尿病周围神经病变"给予"硫辛酸、大活络丸（活血化瘀）"等药物治疗，症状无明显减轻。后在"齐鲁医院"住院，考虑"滑膜炎、肌筋膜炎"给予"针刀、射频、内热针"等治疗，效果不佳。后于院外"传承中医正骨"行腰骶部手法正骨，症状亦无明显减轻，并出现腰骶部疼痛不适。今为求进一步治疗，来我院就诊，行颈、胸、腰椎MRI示：颈、胸、腰椎退行性变，颈6/7椎间盘轻度突出，腰4/5、腰5/骶1椎间盘膨出，腰骶部软组织内炎性渗出性改变，请结合临床。双下肢肌电图未见明显异常。门诊以"胸脊髓病变待查"收入院。患者发病以来，饮食可，睡眠欠佳，二便正常。体重未见明显变化。

既往史：既往"高血压"病史10余年，近3年来口服"硝苯地平控释片（拜新同）"，血压控制可；"糖尿病"病史10余年，现口服"格列美脲"等药，血糖控制可。1993年曾摔伤后出现尾骨错位，保守治疗。否认冠心病病史；否认肝炎、结核、伤寒等传染病病史；无重大外伤手术史及输血史；未发现药物及食物过敏史；预防接种史不详。

个人史：生于原籍，无外地久居史；无疫区、疫水接触史，无烟酒等不良嗜好。无冶游史。

婚育史：30岁结婚，育有1女，配偶及女儿均体健。

家族史：母亲因"心脏病"去世，父亲健在。有兄弟姐妹6人，均体健。否认家族遗传病史。

体格检查：T：36.5℃，P：62 次/分，R：15 次/分，BP：144/89mmHg。

患者中年男性，发育正常，营养中等，神志清楚，自主体位，检查合作。全身皮肤无黄染、无淤点、无出血点。全身浅表淋巴结未触及肿大。头颅发育正常，毛发分布均匀，眼睑无水肿，结膜无充血，巩膜无黄染，双侧瞳孔等大等圆，对光反射及调节反射存在，耳、鼻无异常，口唇无发绀，咽部无充血，扁桃体无肿大。颈软，无抵抗，颈静脉无怒张，气管居中，甲状腺无肿大。胸廓对称无畸形，双侧乳房对称，未触及明显包块。双肺呼吸音清晰，未闻及干、湿性啰音。心前区无隆起及凹陷，心界无扩大，心率 62 次/分，节律规整，各瓣膜听诊区未闻及病理性杂音。腹部平坦，腹软，无压痛，无反跳痛。肝、脾肋下未触及，Murphy's 征阴性，肝、肾区无叩痛，肠鸣音无亢进，移动性浊音阴性。脊柱无畸形，四肢无畸形，双下肢无水肿。双下肢足背动脉搏动正常。肱二头肌反射正常，腹壁反射正常。

专科查体：脊柱无畸形，活动无明显受限。胸 11～腰 1 棘间压痛（＋）、叩击痛（＋），伴肛门灼痛不适；腰 4/5、腰 5/骶 1 棘间及椎旁压痛（＋－）、叩击痛（＋），双侧坐骨结节压痛（＋），双侧直腿抬高试验（－），双侧"4"字征（－），双侧梨状肌牵拉试验（－），双侧膝腱反射（＋＋），双侧跟腱反射（＋＋），双下肢肌力肌张力可，双侧下肢深浅感觉未触及明显异常，巴氏征（－）。

辅助检查：

2019 年 9 月 26 日（本院）颈、胸、腰椎 MR：颈、胸、腰椎退行性变；颈 6/7 椎间盘轻度突出，腰 4/5、腰 5/骶 1 椎间盘膨出，腰骶部软组织内炎性渗出性改变，请结合临床；胸腰段脊髓内未见明显异常信号。胸 11/12 水平黄韧带增厚。

2019 年 9 月 26 日（本院）肌电图所检：神经未见神经源性或肌源性损害。

2019 年 9 月 25 日（齐鲁花园医院）骨盆 CT＋重建：尾骨横向移位（未见报告单）。

入院诊断：

中医诊断：腰痛病（气滞血瘀）。

西医诊断：

1. 胸脊髓病变待排。

2. 黄韧带肥厚。

3. 腰椎间盘突出。

4. 坐骨滑囊炎。

5. 骶尾部肿物。

6. 高血压病。

7. 糖尿病。

8. 尾骨畸形。

二、治疗经过

1. 疼痛科Ⅱ级护理。

2. 完善三大常规、胸片、心电图、肝功能、肾功能、凝血常规等各项辅助检查，以排除治疗禁忌。

3. 给予胞磷胆碱、甲钴胺、镇痛等药物治疗，同时口服氟哌噻吨美利曲辛（黛力新）调节情绪，物理治疗。

4. 手术治疗经过　多学科会诊后详细告知病情与治疗方案，并签署知情同意书，住院第 3 日行非血管 DSA 引导下"针刀椎管内松解术 + 侧隐窝臭氧注射术 + 复杂性针刀治疗 + 普通臭氧注射 + 皮下肿物穿刺术"，术后 1 天自诉骶尾部疼痛不适明显减轻，平卧休息时后臀部疼痛明显减轻，肛门灼痛感明显减轻，仍有久坐后双臀部疼痛不适，坐位时间较前延长。住院第 14 日行非 DSA 引导下"复杂性针刀松解术 + 侧隐窝臭氧注射 + 普通臭氧注射 + 滴管滴注"介入治疗后第 3 天，病情稳定较前好转，肛门灼痛感基本消失，坐位伸直下肢时足心麻木症状较前减轻，平卧休息时后臀部疼痛减轻，坐位 20 余分钟后仍有双臀部疼痛不适，需改变体位缓解。

患者入院行两次介入治疗后，双臀部疼痛较前明显减轻，肛门灼痛感明显减轻，给予氟哌噻吨美利曲辛（黛力新）调节情绪，普瑞巴林降低神经兴奋性。2 周后复诊，不适随诊，出院。

出院诊断：

中医诊断：腰痛病（气滞血瘀）。

西医诊断：

1. 神经病理性疼痛。

2. 黄韧带肥厚。

3. 腰椎间盘突出。

4. 坐骨滑囊炎。

5. 骶尾部挫伤。

6. 高血压病。

7. 糖尿病。

8. 尾骨畸形。

三、临床护理

（一）护理评估

1. 健康史　一般健康史，既往史（高血压、糖尿病），询问患者职业、发病时间与诱因、疼痛性质。

2. 身体状况、症状体征、辅助检查

（1）观察患者臀部疼痛活动受限程度、神经功能情况。

（2）评估患者疼痛的部位、性质、疼痛持续时间。

（3）了解各项检查结果，如 X 线平片、CT 检查、MRI 检查、心电图、心脏彩超。

3. 心理社会状况　了解患者的文化程度、对所患疾病的认识、心理状态及家庭经济状况等。

（二）护理问题

1. 疼痛　与病理性神经损伤有关。

2. 舒适的改变　与臀部疼痛活动受限、神经功能障碍有关。

3. 焦虑　与疼痛严重影响工作和日常生活活动有关。

4. 相关知识缺乏　缺乏高血压、糖尿病的相关知识及治疗后康复训练知识和健康指导。

（三）护理目标

1. 减轻疼痛、改善心理状况，缓解焦虑紧张等心理障碍。

2. 给予健康指导，维持疗效，预防复发。

3. 高血压、糖尿病稳定，了解注意事项。

（四）护理措施

1. 一般护理　避免诱因发作：①注意保暖，避免局部受压，平时应保持心情愉快，情绪稳定，不宜激动，不宜疲劳熬夜，常听柔和音乐，心情平和，保持充足睡眠；②避免骶尾部外伤，保持大便通畅，勿坐硬板凳；③保持周围环境安静，室内光线柔和，避免因周围环境刺激而产生焦虑情绪，以致诱发或加重疼痛。

2. 疼痛护理

（1）观察患者疼痛的部位、性质，及时与医生沟通。

（2）与患者讨论减轻疼痛的方法与技巧，鼓励患者取舒适体位，分散注意力，以达到精神放松、减轻疼痛。

（3）遵医嘱合理应用止痛药。

3. 用药护理

（1）用药前：了解患者病史和用药史，尤其是患者药物过敏史，对患者护理评估了解患者身体状况，有无药物禁忌证，清楚患者相关检查结果，特别是肝功能、肾功能、心功能、心电图检查、尿常规及血生化等，熟知药物的药理作用、用途、不良反应及注意事项。

（2）用药时：根据用药目的，指导正确用药，严格执行"三查十对"原则。三查：操作前、操作中、操作后，十对：床号、姓名、住院号、药名、浓度、剂量、时间、用法、有效期、过敏史。避免医疗差错事故发生，观察药物疗效和不良反应，做好记录主动询问和评估患者有无不适反应，及时发现情况，及时处理。

（3）用药后：密切观察患者用药后的病情变化，根据药物可能出现的不良反应，采取相应的监护措施。

1）甲钴胺注射液、胞磷胆碱注射液营养神经的药物会引起胃肠道反应、食欲缺乏、恶心、呕吐、腹泻、血压降低、胸闷、呼吸困难等症状；过敏反应少，偶见引起休克症状。使用后应观察有无不良反应。

2）止痛药主要应用了普瑞巴林，该药是一种新型 γ - 氨基丁酸（GABA）受体激动剂，能阻断电压依赖性钙通道，减少神经递质的释放，临床主要用于治疗外周神经痛以及辅助性治疗局限性部分癫痫发作，也可以用于治疗疼痛和焦虑。会引起腹痛、过敏反应、发热、周围性水肿、水肿、步态异常、跌倒、酒醉感、疲劳；少见：脓肿、蜂窝织炎、寒战、不适、颈强直、药物过量、骨盆痛、光敏反应、自杀企图、全身水肿、胸闷、疼痛、口渴、乏力；罕见：过敏样反应、腹水、肉芽肿、宿醉效应、故意伤害、腹膜后纤维变性、休克、自杀等不良反应。

3）术后脱水主要应用甘露醇，注意观察患者有无头痛、心悸、视物模糊等症状，穿刺部位有无红、肿、痛等症状，必要时遵医嘱准确记录患者 24 小时尿量。

4）降血压应用硝苯地平控释片，钙离子拮抗剂能减少钙离子经过慢钙通道进入细胞。硝苯地平特异性作用于心肌细胞、冠状动脉及外周阻力血管的平滑肌细胞。硝苯地平能扩张冠状动脉，尤其是大血管，会引起水肿、头痛等症状。心血管系统：外周水肿，心悸，血管扩张面红；消化系统：便秘；神经系统：头晕等。

该患者在用药期间无不良反应。

4. 治疗的护理

（1）治疗前：全面评估患者一般情况，血压、血糖控制情况，有无心肺功能异常，有无手术禁忌证，了解实验室检查结果，以及 CT 或 MRI 检查结果。手术治疗前嘱患者练习床上大小便。给予患者心理安慰，消除患者的紧张情绪。

（2）治疗后：严密观察生命体征，提供安静舒适的环境，术后平卧，逐步活动。患者首次下床活动必须在护士的指导下进行，严格执行下床"三步曲"，确保患者安全：

第一步：抬高床头 45°～60°，取半坐卧位 3～5 分钟。

第二步：协助患者取侧卧位，双下肢移至床缘垂下，患者的双手环抱辅助者的颈肩部，辅助者从患者的腋下环抱患者，膝关节稍弯曲，用力将患者扶坐起。协助患者床边坐起 3～5 分钟，观察患者有无面色改变、胸闷、心慌、头晕等症状。

第三步：扶患者站立 3～5 分钟，无不适后再扶其行走，活动量以患者病情可耐受为原则。治疗术后患者做好针眼处的观察及护理，观察有无渗血渗液，保持敷料清洁干燥。

5. 高血压的护理

（1）休息与活动

1）适当休息，保证充足的睡眠，选择合适的运动，如慢跑或步行、打太极拳、气功等，重症的患者应增加卧床休息，协助生活料理。

2）保持病室安静，减少声光刺激，限制探视；必要时遵医嘱应用镇静剂。

3）避免受伤，如避免迅速改变体位等危险因素。

（2）饮食指导

1）限制钠盐的摄入，每日食盐摄入量低于 5～6g。

2）低胆固醇饮食，少吃动物脂肪，对肥胖者应限制总热量，使其体重控制在理想范围内。

3）少吃甜食，甜食含糖量高，可在体内转化成脂肪，促进动脉硬化。

4）每天坚持摄入高钙食物，能使 2/3 左右的人受到明显降压效果，含钙食物很多，如奶制品、豆制品、芝麻酱、虾皮。

（3）运动指导

1）根据患者的自身爱好和力所能及的运动量进行适当运动，如慢步、慢跑、太极拳等。

2）运动时间初始为 10～15 分钟，一般为 30 分钟，3～5 次/周。

3）运动循序渐进，先从轻度开始，逐渐增加运动量，活动后无明显不适为宜。如运动出现胸闷、心慌等症状应立即停止运动。

（4）心理护理：高血压是一种慢性病，病程迁延不愈，且并发症多而严重，需要终身用药，易使患者产生急躁、忧郁、悲观甚至自暴自弃等不良心理。能否做好心理护理，关系到患者的治疗效果。

6. 糖尿病护理

（1）经常、定期监测血糖（包括空腹血糖及餐后 2 小时血糖），每 3 个月测一次糖化血红蛋白。

（2）坚持每天服药，定时定量用药。

（3）注意防备低血糖。

（4）饮食调理：控制总热量，少量多餐，高纤维饮食，饮食清淡。

（五）护理评价

1. 患者疼痛感减轻，舒适感增强。

2. 患者能够逐步加强活动力度，不影响日常生活及工作。

3. 治疗后患者无不良反应及并发症的发生。

4. 患者高血压、糖尿病稳定，了解相关知识及注意事项。

（六）健康教育

1. 疾病知识指导 使患者了解并维持正确的坐立姿势，保持颈腰椎正常生理弯曲，防止腰部肌肉劳损，延缓椎间盘退变。站立时尽量使腰部平坦伸直，收腹提臀，长时间固定同一姿势或重复同一动作时，定时调整姿势和体位，穿插简单的放松运动。

2. 日常生活指导　避免重体力劳动，放松休息，保持良好的生活习惯，避免穿高跟鞋、避免搬重物，饮食均衡、避免肥胖，教育患者戒烟。预防便秘养成良好的排便习惯，每日定时排便。宜吃富含纤维素高的水果蔬菜，如苹果、香蕉、梨、蕨菜、菜花、芹菜、菠菜、南瓜等食物。多饮水。

3. 高血压的指导

（1）疾病知识指导：向患者介绍高血压的有关知识和危害性，让患者了解控制血压的重要性和终身治疗的必要性。教会患者和家属正确的测量血压的方法，说明长期坚持治疗将血压控制在正常范围，可预防和减轻靶器官损害。

（2）生活方式指导：①戒烟、戒酒或限制饮酒可使血压下降；②减轻和控制体重：③合理膳食；④增加体力活动；⑤减轻精神压力保持心理平衡。

（3）用药指导：强调长期药物治疗的重要性，详细告知患者降压药物的名称、作用、用法、剂量、疗效与不良反应的观察及应对方法，嘱患者遵医嘱服药，不可随意增减药量，或漏服、补吃药物，或突然停药。

（4）定期复查：根据危险度分层决定复诊时间。低危或中危者，每 1~3 个月随诊一次；高危者，至少每个月随诊一次。血压升高或病情异常时及时就诊。

参 考 文 献

[1] 尤黎明，吴瑛．内科护理学(第 5 版)．北京：人民卫生出版社，2012：838－840

[2] 刘俐，李芸，谢徐萍．疼痛科护理手册．北京：北京科学出版社，2015：215－222

[3] 韩济生，倪家骧．临床诊疗指南·疼痛学分册．北京：人民卫生出版社，2007：139－142

[4] 王俊华，付立勇，朱小虎，等．针刀松解术治疗臀上皮神经痛．中国康复，2001，16(3)：169

[5] 代成章．针刀治疗臀上皮神经卡压综合征疗效观察．湖北中医杂志，2011，33(2)：65

[6] 唐世早，芮兵，许玮．医用臭氧介入治疗椎间盘突出症的临床应用研究．安徽医学，2010，31(1)：1305－1307

[7] 黎新宪．针刀椎管内软组织松解术治疗腰椎间盘突出症．包头文学，2012，36(4)：212－214

[8] 钟康华，招仕富．小针刀并推拿治疗臀上皮神经卡压综合征的临床观察．按摩与导引，2006，22(5)：44